岡田尊司

境界性パーソナリティ障害

幻冬舎新書
123

はじめに

境界性パーソナリティ障害との出合いは、一人の友人を通してだった。その人は、とても魅力的なパーソナリティのもち主で、私は強烈にその人に惹きつけられた。その当時、私は、二十歳になる前の学生で、医学ではない別の分野を志していた。自分が将来医学部に進み直し、精神医学に関わることになろうとは、思ってもいなかった。

しかし、親しくなるにつれて、その人の過剰なまでの傷つきやすさや、非常に不安定な部分を見せつけられるようになった。気分に激しい起伏があり、上機嫌でいると思っていると、些細なことがきっかけで表情が暗くなり、絶望的な落ち込みに囚《とら》われたり、ときには不可解な怒りにかられたり、ということが頻《しき》りに起きるようになった。とても優れている面をもっているのに、ひどく自分を否定的に見ていて、自分を貶《おとし》めるような行動に走ったり、自殺企図をしたりということを繰り返していた。

当時の私には、その人に何が起きているのかが、まるでわからなかった。しかし、その人との交際の中で、少しずつその人を理解するようになっていった。障害としてというよりも、一人の友人、一人の人間として。その人を一方的に理解し、支えたというよりも、対等な立場で語り合い、互いが理解し、支え合ったというべきだろう。それからの長いつき合いの中で、その人が立ち直っていく姿を間近で見ることになった。

どういう運命の導きか、奇《く》しくも、私が医学部で精神医学を学ぶようになったとき、その人の抱えていた問題が、まさに「境界性パーソナリティ障害」であったことを知った。

その後、同じ問題を抱えた多くの方と接してきたが、私の原点にあるのは、その友人と過ごした濃密な数年間という時間である。私は知識より先に体験として、境界性パーソナリティ障害の本質を教えられていた。同時に、その友人は、私にパーソナリティ障害が克服できるものであり、それを乗り越えることにより、より魅力的な人格へと成熟できることを、身をもって示してくれた。

決して平坦な道のりではない。本人も周囲も、ぎりぎりの戦いを強《し》いられる。長い時間もかかる。しかし、必ず出口が待っている。長いトンネルを抜けたとき、その過酷な体験さえもが、その人自身にとっても、支え続けた人にとっても、宝物となる。

四年程前に『パーソナリティ障害』を上梓し、その二年後、『パーソナリティ障害がわかる本』という本を書いた。パーソナリティ障害への関心は高く、いずれも、多くの人に読んでいただき、版を重ねている。ご意見やご感想もたくさんいただいた。中には、深刻な相談もある。どれも、家族や自分自身が、そうした問題で悩んでおり、どうしたらよいかという内容だったが、中でも、境界性パーソナリティ障害に関するものが多数を占めていた。

境界性パーソナリティ障害は、多くの人が悩む、身近な問題となっている。対処を一層困難にしているのは、境界性パーソナリティ障害では、自傷や自殺企図をはじめ、周囲が冷静ではいられない、激しい行動を伴いやすいということである。また、うつ状態や不安障害、摂食障害、薬物乱用などを合併していることも多く、一筋縄ではいかないケースも少なくない。

その一方で、境界性パーソナリティ障害に対する治療は、近年、アメリカを中心に急速な進歩を遂げている。日本でも、境界性パーソナリティ障害の治療については、相当の経験を積み、さまざまなノウハウが蓄積されてきている。どういうプロセスを経て、改善へと向かっていくのか、それを有効に手助けするにはどうすればよいかが、わかってきているのである。

そこで、境界性パーソナリティ障害にテーマを絞り、より深く、より具体的に知っていただこうと、この本を書くことにした。本書では、基礎的な知識から説き起こし、最新の専門的な知識までを一通り網羅して解説するだけでなく、実際に、どのように対処していけばよいかを、できるだけ実践的な観点で述べていくことを目指した。専門家やそれを志す人だけでなく、境界性パーソナリティ障害で実際に苦しんでいる本人や支えている家族、教師、友人など周囲の人にも、できるだけヒントになる、具体的なアドバイスを盛り込むように心がけた。

ただし、上っ面なノウハウというのは、案外、応用が利かない。本当に応用を利かせるためには、何が起きていて、何が問題なのかという本質をしっかりつかまえている必要がある。

本書では、その部分をしっかり理解していただいた上で、的確な対処を自分で考えていけるようになることを重視した。境界性パーソナリティ障害は、一見、特殊で狭い問題のようでいて、実際は、さまざまな領域の幅広い問題に通じる普遍的なテーマを含んでいることに気づかれるだろう。境界性パーソナリティ障害は、まさに、人が生きるとは何か、何によってそれが可能になるのかという、人間にとってのもっとも根本的な問題を突きつけてもいる。

現代社会において、境界性パーソナリティ障害が急増していることには、必然的な理由がある。境界性パーソナリティ障害というテーマに向き合うことは、われわれが直面している〝心の危機〟に向かい合うことである。そこから、われわれは、生きるという当たり前のことが、決して当たり前ではなく、誰かが授けてくれた、何ものにも代え難い贈り物によって、初めて可能になっているということを知るだろう。

境界性パーソナリティ障害／目次

はじめに 3

第一章 境界性パーソナリティ障害とは何か 15

身近になった現代人の病 15
心惹かれる出会いが、戸惑いに変わるとき 18
思いやりのある人ほど巻き込まれやすい 22
誰の身にも降りかかることである 24
境界性パーソナリティ障害は「発症」する 29
発症のきっかけと原因は別である 31
繊細な感性はやり方次第で開花する 35

第二章 境界性パーソナリティ障害はこうして現れる 37

感情のブレは本人のせいではない 37

発症時期が早いほど深刻である　38
境界性パーソナリティ障害はこうして診断する　39
①見捨てられることに対する不安が強い／②対人関係が両極端で、不安定である
③めまぐるしく気分が変わる／④怒りや感情のブレーキが利かない
⑤自殺企図や自傷行為を繰り返す／⑥自己を損なう行為に耽溺する
⑦心に絶えず空虚感を抱いている／⑧自分が何者であるかがわからない
⑨一時的に記憶が飛んだり、精神病に似た状態になる
症状の根底にあるのは何か　66

第三章　境界性パーソナリティ障害の複雑な心理を読み解く　68

カウンセリングがうまくいかない理由　68
枠組みのない状況が苦手である　70
自己と他者の境界が曖昧になる　72
心から安心することができない　74
思い通りにならないと攻撃されていると思う　76
過去の人物の影響がたち切れない　80
本心とは逆の反応をする　82

過剰に反応してしまう 83
好奇心旺盛だが、飽きっぽい 86
両極端にしか考えられない 89
正反対の感情を併せもつ 93
愛情飢餓感が人一倍強い 94
根底では自分を否定している 96
親に対して強いこだわりがある 99
委縮した自己愛を抱えている 101
「本当の自分」が「偽りの自分」を拒絶している 104
ネガティブな体験に脳が反応する 105

第四章　境界性パーソナリティ障害急増の本当の理由 108

境界性パーソナリティ障害が急増しているのはなぜか 108
1．親子関係から分析する 109
母親離れがうまくできない／優等生の子どもも危ない／育った環境の影響は大きい

2. 遺伝的要因はどれくらいか 120
3. 幼い頃の過酷な体験が要因となる 121
4. 個人レベルを超えたところに原因がある 125
①密室化した家族／②忙しくなった母親／③アノミー化する社会と父親機能の不在
④過保護すぎる環境／⑤仕事や趣味を優先する親

第五章 ベースにある性格によってタイプが異なる 131
ベースにある性格によって出方が変わる 131
1. 強迫性の強いタイプ――妥協できない優等生 131
両親が支配的である
2. 依存性が強いタイプ――献身と背信を併せもつ 139
親に振り回された人に多い
3. 失調型の傾向が強いタイプ――ガラス細工のように繊細である 146
4. 回避性の強いタイプ――傷つくことに敏感すぎる 150
本音に向かい合えない
5. 自己愛性が強いタイプ――過剰な自信と劣等感を抱える 153
過度に甘やかされるが、愛情は不足している

6.演技性が強いタイプ――性と外見に異常にこだわる 156
性的虐待を受けている
7.反社会性が強いタイプ――危険なスリルを求める 161
8.妄想性が強いタイプ――愛する人も信じられない 164
9.未分化型パーソナリティのタイプ――低年齢のケースに多い 164
10.発達障害がベースにあるタイプ――症状が複雑すぎる 165

第六章　境界性パーソナリティ障害を支える

第六章　境界性パーソナリティ障害を支える 168
いかに接し、支えるのか 168
同じスタンスで向かい続ける 170
本人の主体性を重視する 173
目的と枠組みを明確にする 174
穏やかで冷静な態度をとる 176
先入観や推測で決めつけない 178
心の中で拒否していないか 179
中立的な態度で接する 182

激しい感情をどう受け止めるのか 184
試すような行動を取られたらどうするか 185
言葉に囚われずに本音を汲む 186
自殺企図にはどう対処するのか 190
自傷行為を強化してはいけない 191
うまくいかないときこそ真価が問われる 193

第七章　境界性パーソナリティ障害を改善する 197

最下位のチームをコーチするつもりになる 197
どんな事態にも動じず、安心させる 200
逆転の発想を刷り込む 200
優れている部分に焦点を当てる 201
本人の可能性を信じ、それを伝える 202
「聞く」テクニックを磨く 204
ピンチをチャンスに変える言葉を使う 206
きっかけと本当の原因を区別する 209
悪いパターンを見つけ出す 212

囚われを解除するテクニック 218
過去と現在を結びつける 221

第八章　境界性パーソナリティ障害からの回復 223

境界性パーソナリティ障害は克服できる 223
出発点は、一旦ご破算にすること 225
常識で考えるのを止める 230
小さな成功体験から変化が始まる 231
回復を妨げる気持ちに向かい合う 232
どん底の体験が逆転のきっかけになる 233
頭で考えるより、体と手を動かす 235
書くことと対話することの効能 239
気持ちをコントロールする 240
フラッシュバックはどう扱うのか 241
パニックをコントロールする方法 242
自分を統合する 243
よい自分、悪い自分、そして本来の自分 245

過去の自分が死ぬとき 248
怒りが感謝に変わる 249
本物のアイデンティティを獲得する 250
おわりに 251
参考文献 254

図版作成 ㈲美創

第一章 境界性パーソナリティ障害とは何か

身近になった現代人の病

「境界性《ボーダーライン》」という言葉を最初に用いたのは、アメリカの精神分析家アドルフ・スターンで、一九三八年のことであった。彼は、神経症と精神病の境界線《ボーダーライン》という意味で、その語を使った。スターンの「ボーダーライン・グループ」は、すでに、今日境界性パーソナリティ障害として理解されているものの特徴をよく捉えていて、その根底に自己愛の問題があることを示唆している。スターンがこのグループを、わざわざ神経症や精神病と区別しなければならなかったのはなぜだろうか。

当時、神経症の治療として一般的だった精神分析治療を、このタイプの人に行おうとしたとき、一見うまくいきそうだったにもかかわらず、実際始めてみると、まったく用をなさないどころか、逆に状態を悪化させるということが起きたのである。その経過や症状は、神経症、精神病のいずれとも異なるものだった。

精神科病棟での入院治療が盛んになった五〇年代になると、さらに多くの人が、従来の常識が通用しない、この新しいタイプの患者と遭遇するようになる。しかも、当時の治療者や看護者たちを当惑させたのは、熱心に支えようとすればするほど、患者たちはどんどん悪化していき、要求をエスカレートさせ、攻撃的で衝動的になり、自殺企図を繰り返すようになってしまったことである。

単に治療がうまくいかないだけでなく、両者の間柄さえもが、最悪のものになりがちだった。最初は良好な信頼関係を結べているように思われる場合も、些細なことで行き違いが生じると、掌を返したように態度が変わり始め、やがては、無惨なほどに悪化してしまう。スタッフ間で、本人をめぐって反目や対立が起こることも珍しくなかった。必死に本人を支えようとした者も、手痛い思いを味わうことがしばしばだった。親切で熱意溢れる治療者や看護者ほど、強い落胆とやり場のない思いを味わうことになったのである。

この状況は、実は今日もすっかり乗り越えられたというわけではない。境界性パーソナリティ障害について、十分な知識と経験を積んでいない場合には、同じような状況が起こりやすい。八〇年代に入ると、日本でも、リストカットや自殺企図を繰り返し、本人を支えようとする周囲の人々が、結果的に振り回され、信頼関係を維持するのが難しいというケースが、精神医療の現場で徐々に目につくようになった。当時は、「境界例」という診断名が用いられた。パーソナリティ障害としての診断を受けていないケースでも、うつ状態や摂食障害、薬物乱用、家庭内暴力などのケースに、境界性パーソナリティ障害を抱えているケースが、少なくないことが指摘されるようになったのである。

九〇年代以降、ごく普通の家庭でも、こうした状態の家族を抱え、あるいは、自分自身がそうした問題で悩み、どう対処すればいいのか、どう克服すればいいのかと悩んでいる人が急増し、大変身近な問題となってきている。中学や高校には、必ずそうした問題を示す生徒がいて、現場は対応に苦慮しているが、最近では、小学校の児童にそうした問題が見られることさえ珍しくなくなっている。それは、もはや「患者」という認識だけで捉えられる問題でなく、多くの現代人が抱えている「現代社会病」として捉えられる面も大きいのである。

アメリカのデータでは、一般人口の2％、精神科外来患者の11％、入院患者の19％が、境界性パーソナリティ障害の診断基準に該当するとされる。日本も、その水準に近づきつつある。青年期に多く、若い年齢層に限れば、その割合はぐんと跳ね上がる。また、女性に多く、その頻度は男性の約四倍であるが、逆にいえば、およそ五分の一は男性であり、その割合は、男女差の縮小とともに、高まりつつあるように思える。

ごく身近になり、境界性パーソナリティ障害についての認識も徐々に深まりつつあるが、多くの人にとっては、まだ縁遠いものであり、誤解も多い。まずは、正しい理解をもつことが重要である。本章では、境界性パーソナリティ障害がどういうものとして出合われるかを、第三者の視点と本人や家族の視点から、典型的なケースの経過でたどってみたい。

この二つの視点でたどるのには、理由がある。境界性パーソナリティ障害の人が支えられ、回復していくプロセスにおいて、親との関わりと同様、恋人（後に配偶者となることも多い）や友人、専門家や聖職者といった第三者の支えや関わりが、重要な鍵を握ることが多いということ。そして、親といった肉親の見る目と、本人を支えようとする第三者の見る目が、しばしば大きく食い違うのも、境界性パーソナリティ障害の特徴だからである。

心惹かれる出会いが、戸惑いに変わるとき

境界性パーソナリティ障害の人との出会いは、とても印象的で、心を惹きつけられるものがある。一目見たときから、注意を向けずにはいられないような魅力とオーラを放っていることもあれば、放っておけないような、保護本能をくすぐるものを感じさせることもある。明るく振る舞っているときでも、ふと横顔に寂しげな翳《かげ》りがあったり、無理しているのを感じさせる瞬間があったりする。

繊細で、思いやりのある優しい気遣いを見せるかと思えば、突然、常識を超越したストレートな言葉で、痛いところをついてきたりする。よく気のつくサービス精神旺盛な面と、こちらをドキッとさせる大胆な振る舞いのギャップに、枠にはまらない新鮮さを感じ、魅了されていくことも少なくないだろう。

しかも、驚くほど、あっという間に距離が縮まって、いつの間にか恋人同士のように親しい口を利き、甘えてくることも多い。あなたは、相談に乗ってあげずにはいられない。ときには、まるで魔法にかけられたように、この出会いが特別なものだと思い、そこに運命的なものさえ感じることもある。

個人的にすっかり親しい関係になり、プライベートな相談にも乗るようになり、互いの信頼関係が深まったと思った頃、突如あなたは、不可解な相手の言動に戸惑いを覚えることになる。

それは、たとえば、こんなふうに始まるかもしれない。いつものように話をした後、あなたは手紙を渡される。「おうちに帰ってから読んで」という言葉に背いて、気になったあなたは、電車の中で封を切って読み始める。すると、手紙には、「これで、もうお別れにしましょう。優しくしてくれて、ありがとう」と書かれている。あなたは、その意味がわからず、混乱して先を読み続ける。「今別れなければ、きっと、私のことを嫌いになって、見捨ててしまうに違いありません」と、予言めいたことが書いてある。あなたは、気になってすぐに連絡しようとするが、連絡がつかない。あなたは、もうパニックだ。

翌日の朝、やっと連絡が取れる。すると、その人もずっと泣いていたことがわかる。あなたは心配で、仕事も放り出して、「今すぐ会いたい」と言う。しかし、相手は「本当の私を知ったら、きっと、私のことが嫌いになってしまう」と謎めいた答えをし、泣きじゃくるばかりだ。そんなことはないと説き伏せて、あなたは半ば強引に会いに行く。


ようやく会えたと思うと、あなたの前に現れたのは、いつもの魅力的なその人ではなく、暗い顔をして、沈み込んだ別人のようなその人だ。あなたは戸惑いを覚えながらも、不憫《ふびん》な気持ちになり、その腕に抱きしめる。どうしてあんなことを書いたのかと、その理由を訊ねるあなたに、その人は声を震わせながら打ち明け始める。それは予想もしない、衝撃的な告白かもしれない。

あなたはその話に圧倒され、動揺するが、いっそう相手を守りたい気持ちに駆られる。どんなことがあっても自分はそばにいるよ、と約束する。それで安心したように、その人はあなたの腕の中ですやすやと眠り始める。これで何もかもが一件落着したかのように思えるのだが、それは始まりに過ぎない。その夜早速、寝入りばなのあなたは、不穏な電話に起こされる。「手首を切ってしまった。すぐ来て」と。

あなたの平穏だった日々は終わりを告げ、それから、まるでドラマのような毎日が始まることになる。突然入ってくるメールや電話に、あなたは、ときめきよりも、不安と緊張を覚えるようになる。いくらあなたが慰め、安心させても、五分と経たないうちに、またその人の気持ちが揺らいでしまう。あなたが目の前にいて、優しい言葉をかけ続けていれば、落ち着いて明るい顔を見せるが、片時でも、あなたの姿が視界から消えると、不安定になってしまうのだ。

そうかと思うと、脈絡もなく、不信感をむき出しにしたメールや攻撃的な言葉で傷つけてくることもある。少しでも気を逸らしたり、冷淡な態度をとったりすると、それだけで不機嫌になり、口も利かなくなってしまう。突然、浴室やトイレにこもって、危険なことをする場合もある。

あなたは四六時中相手に縛られていると感じ、神経をすり減らし、それが次第に負担に感じられていく。いっそのこと別れたいと思うときもあるが、もし危険なことをしたらと思うと踏ん切れない。

そんなある日、あなたの心の変化を感じたかのように、一通のメールが入る。

「これ以上、あなたの重荷になりながら生きていたくない。さようなら」

あなたは動転して、連絡するが、携帯もつながらない。タクシーで駆けつけ、部屋に飛び込むと、そこには睡眠薬を多量に飲み、手首を切って倒れているその人が……。

これは、決してドラマチックに脚色した話ではなく、境界性パーソナリティ障害の人では、ごく当たり前に起こりうる状況である。

思いやりのある人ほど巻き込まれやすい

こうした経緯が、境界性パーソナリティ障害の人との出会いにおいて起こりがちであるのには、極めて本質的な理由がある。境界性パーソナリティ障害は、その根本的な問題が、愛情や関心への強い飢餓体験に根ざしているため、もっとも親密で、もっとも相手との距離が縮まる恋愛という状況において、激しく問題を露呈しやすいのである。

異性との関係に限らず、同性の友達や同僚、上司との関係においても、同じような状況が起こりうる。いずれの場合も、十分な距離が保たれている限り、何事もないのだが、距離が縮まって、自分が受容してもらえることを感じ、相手に依存する心地よさを覚えたときに、これまでとは別人のように、コントロールが失われていくことが多い。

したがって、親切で、思いやりのある人ほど、何とか支えになろうと相談に乗ったりして、巻き込まれてしまうことになりやすい。また、自分自身も同じような心の傷や問題を抱えていると、一種の「共振現象」が起き、冷静に関わることができなくなり、肩入れしすぎて、一緒に感情の渦に呑み込まれてしまいやすい。問題の性質を理解せずに、闇雲に手を差しのべ、何とかしようとすると、本人の支えになるどころか、支えようとした方も疲れ果て、情緒不安定になってしまいかねない。

友人や支援の専門家でさえも、関わり方を間違うと、本人を支えきれなくなり、関係を終わりにするしかない状況に追い込まれてしまう場合もある。それは、お互いの心に傷を残すことになる。相手を喜ばせよう、困っているから助けようという発想で、何の長期的な見通しももたずに関わり始めると、後で深みにはまってぬきさしならなくなる。

それでも、単なる第三者であれば、関わりを止めてしまうという選択肢もあるだろう。しかし、そんなふうに投げ出すことのできない家族や伴侶、本気で本人の回復を考えている人にとって、問題はさらに深刻である。そして、誰よりも、自分から逃れることのできない本人自身が、一番苦しんでいる。

では、本人や家族にとっては、境界性パーソナリティ障害は、どんなふうに始まるのだろうか。恋人や友人の視点とは、また違った見え方をすることをご理解いただくために、あるケースを本人と家族の視点から眺めてみよう。なお、本書には多数の具体的なケースが盛り込まれているが、有名人のケースを除いて、一般のケースは実際のケースをヒントに再構成したものであり、特定のケースとは無関係である。

誰の身にも降りかかることである

A子さんは、小さい頃から、誰もが認める頑張り屋さんだった。母親も、専門職として働いていたため、二歳のときから保育所に預けられていたが、しっかり者で、泣いて母親を困らせることもなかった。勉強もよくでき、クラスでもいつも上位にいた。両親は、A子さんに関して、特に心配したことがなく、むしろ気がかりは、弟の方だった。A子さんの弟は、姉のような努力家ではなく、ずぼらで、やんちゃなタイプで、ときどき学校で問題を起こすこともあり、両親は弟の方にかかりきりだった。

だが、A子さんの心の中は、親が思っていたほど、平穏だったわけではなかった。高校の頃から、急に空《むな》しくなり、ふさぎ込むこともあった。自分がこうして勉強し、大学に進むことにどういう意味があるのかと、疑問に思うこともあった。容姿にも自信がもてず、甘い恋愛を空想しながら、現実の恋愛に踏み込む勇気はなかった。

ただ、その頃は、明白な目標があり、努力すると結果がついてきた。周囲からも評価され、A子さんは、自信をもっていた。少々の困難があっても、自分の力でへこたれずに乗り越えていけると思っていた。実際、A子さんは、両親の期待にみごとに応え、現役で第一志望の大学に合格したのである。

ところが、大学に入ってから、最初の小さな挫折が訪れる。高校までは常に上位にいたA子さんだったが、大学では周りは優秀な学生ばかりだった。できる方だと思っていた英語も、周囲にはもっと得意とする学生が大勢いた。しかも、大学の講義は、勉強する範囲も漠然としていて、これまでの受験勉強とは勝手が違った。頑張って勉強しても、誰かが褒めたり評価してくれたりするわけでもなく、ただ何百人もいる学生の中の目立たない一人に過ぎなかった。

大学二年の春、ショックなことが起きる。自分がぜひとも入りたいと思っていたゼミが定員オーバーで、選考の結果、A子さんは落とされてしまったのだ。仕方なく、他のゼミに回ったが、今まで味わったことのない屈辱的な出来事で、自分に対して抱いていた自信が揺らぐきっかけともなった。

それでも、きちんと講義に出て、必要な課題もこなし、大学の同好会にも顔を出して、楽しそうに振る舞っていた。両親も、A子さんが学生生活を満喫していると思っていた。

ところが、その頃からA子さんは、他の学生と楽しげに過ごしているときでも、心の中に違和感とも不充足感ともつかないものを感じるようになっていた。無理をして、それらしく演じているものの、何か空々しい、しっくりしない感覚をもつのだった。もっと自分をアピールしたり、心の中までさらけ出したいという気持ちに駆られる一方で、プライドや体面を過度に意識して、自分の本心を押さえつけたり、変に強がった態度をとってしまう。かと思うと、道化役を演じて見せたり、周囲に過剰サービスしている自分がいた。明るく振る舞っていたが、他の学生と過ごすと、すごく疲れた。

みんなといるときは、テンションを上げて、喋り続けるのだが、一人になると、空騒ぎしていた自分に虚しさの混じった嫌悪を覚える。注目されていないと、おいてきぼりを食ったような気がして、奇抜なことを言ったり、目立つことをしたりするかと思うと、気が乗らないと黙り込み、急に帰ってしまうこともあった。

その年の秋、A子さんは、バイト先で一人の男性と知り合う。その店にときどき客としてやってくるサラリーマンのBさんだった。Bさんとのつき合いは、よそ行きの顔しか見せられなかった学生時代の友達との関係とは違い、素の顔が見せられ、楽に感じられた。A子さんのどんな些細な悩みや相談事にも、Bさんは真剣に耳を傾け、アドバイスをしてくれた。そんな体験は、A子さんにとっては初めてのことだった。Bさんの積極的なアタックに、A子さんは体を許す。

だが、関係をもった直後から、A子さんは不安に襲われるようになる。Bさんの態度に腑に落ちないところがあったのだ。不安は的中した。Bさんには妻子がいたのだ。そんな男性と関係していることを両親が知ったら、どれほど嘆くだろう。Bさんとの関係を終わりにしたいと思う一方で、Bさん以外に自分のすべてをさらけ出せる人はこの世にはおらず、もうBさんなしでは生きていけないと思う。今まで意志の力で、あれほど自分を律することができていたのに、A子さんは自分がコントロールできなくなっているのを感じた。

そんなとき、さらにA子さんの気持ちのコントロールを奪ってしまうことが起きる。妊娠したのである。そのことを打ち明けると、Bさんは露骨に顔を顰《しか》め、今までの保護者然とした態度から一転、逃げ腰になった。Bさんが子どもを望んでいないことは、明らかだった。A子さんは、泣く泣く中絶の手術を受けた。

それから、A子さんは、ときどき沈み込むようになった。涙が出て止まらなくなる。何かにすがっていないと、どうにかなってしまいそうで、A子さんは絶えずケータイでメールをしたり、彼の声を聞こうとした。最初のうちは、A子さんが求めるままに優しくしてくれたBさんだったが、それが連日のように続くと、メールの返事がすぐ返ってこなかったり、疲れているからと、電話を途中で切りたがるようになった。うっとうしがられていることを感じて、ケータイを切った直後、A子さんは衝動的に手首を切った。「血が止まらないよ」というメールを入れると、真夜中だったにもかかわらず、Bさんが駆けつけてきて、介抱してくれた。A子さんは愛されているという安らぎを取り戻し、手首を切ったことを後悔した。

ところが、Bさんが少しでも冷たい態度をとると、またA子さんは、不安定なメールを送ったり、リストカットをしたりしてしまう。傷口の写真をBさんに送ったこともある。そんなA子さんの状態に、Bさんは尻込みするようになった。とうとう、「おれには、もう面倒見切れない」という言葉を残して、関わりを避けるようになった。A子さんが、最初の自殺未遂をしたのは、その直後のことである。

事情を知った両親は、娘の安定のためにも、Bさんとの関係はよくないと判断し、娘が求めても、もう会わないでほしいとBさんに約束させた。だが、A子さんは、Bさんを諦めきれず、自宅に無言電話をしたり、会社の前で待ち伏せをしたりしてストーカーまがいの行動にまで出たが、Bさんが相手にしなかったので、諦めるほかなかった。だが、これ以降、両親に別れさせられたと思ったA子さんは、両親に対して敵意を向けるようになった。

大学に戻ったものの、A子さんは、カードでブランド物を次々購入し、浪費する。そのことを親が注意すると、A子さんは、腹いせのように、風俗店でアルバイトを始めた。

仰天した両親は、A子さんを実家に連れ戻し、その行動を監視するようになった。最初のうちは、うっとうしがるというより、両親がつきっきりでかまってくるのを楽しんでいるようにも見えた。その頃からA子さんは、盛んに昔の不満を並べ、幼い頃のことまでもち出して、両親を困らせるようになる。どんなに自分は寂しかったか、弟ばかりかまって、いつも放っておかれたか、いつも我慢ばかりしていたかを滔々《とうとう》と訴え、当たり散らした。両親には、まったく寝耳に水であった。「子どものときは、そんなことは一言も言わなかったじゃない。今頃になって、どうして、そんなことを急に言い出すの」と両親が反論すると、Ａ子さんは言った。

「そんなことをしたら、あんたたちが困ると思ったからだ」

Ａ子さんは、ぐずぐず文句を言っていたが、半月程すると、すっかり落ち着いたように思えた。そんなＡ子さんに両親は安心し、あまり気も遣わなくなったある日、些細な一言からＡ子さんは家を飛び出した。両親が後を追い、見つけ出したときには、近くの踏切の遮断機の前に立っていた。親に気づくと、遮断機をくぐろうとした。それをどうにか止めたものの、両親とも恐怖で膝から下ががくがく震えていた。両親は、Ａ子さんを危険から守るためには、病院に連れて行くしかないと、苦渋の決断を下したのである。

境界性パーソナリティ障害は「発症」する

このケースの経過からもおわかりのように、境界性パーソナリティ障害は、元々ある「性格」の障害ではない。境界性パーソナリティ障害をめぐる誤解の一つは、この障害を「困った性格」だとみなすことである。だが、実際には、そういう「性格」の持ち主というよりも、あるきっかけから、そういう状態になるのである。

したがって、境界性パーソナリティ障害になる人にも、さまざまな性格や気質の持ち主がいる。境界性パーソナリティ障害は、単一の障害ではなく、共通した状態を呈する「症候群」である。背景にある原因も単一ではない。

後の章で述べるが、ベースにある性格や気質も、ケースごとに個性をもつ。境界性パーソナリティ障害は、特定の性格の人というよりも、さまざまな性格の人、ときには、まったく正反対の性格の人がなるのである。多様なタイプの人が、あるきっかけから、共通する状態を示すようになる。ずっとそういう「性格」だったわけではない。いくつかの契機が引き金となって、急速に、あるいは徐々に、「発症」する病的状態なのである。元来は、とてもしっかりもので、思いやりがあり、明るくて、サービス精神があり、けなげに頑張っていたという人も多い。ある意味、どんな性格の人でも、悪い条件が揃うと、境界性パーソナリティ障害の状態になりうるのである。

逆にいえば、回復していくと、境界性パーソナリティ障害に特有の「症状」は薄れていき、それぞれ本来の性格に戻っていく。以前とすっかり同じに戻るのではなく、大きな試練を経験することによって成長し、成熟した姿に脱皮を遂げていく。

発症のきっかけと原因は別である

境界性パーソナリティ障害が「発症」するとき、通常、きっかけとなる出来事がある。それが一つであることもあれば、複数のことが重なったり、間を置いて起きている場合もある。ここで注意しなければならないのは、きっかけと原因は別だということである。

原因は、すでに長い時間をかけて用意されている。一方、きっかけは、たまたま最後の一押しとなったに過ぎない。ただし、きっかけとなる出来事は、原因と無関係なわけではない。発症のプロセスを見ていくと、もっとも多く見られるのは、過去の心的外傷体験（心が傷ついた体験）や不認証体験（自分を認めてもらえなかった体験）が再現するような状況に再び出くわしているという場合である。つまり、きっかけとなる出来事は、かつての心の傷や痛みを蘇《よみがえ》らせるような性質を備えている。それにより心理的な動揺が起きるだけでなく、これまで積み上げてきたものが、すべて崩れ去るような体験として感じられるのである。

親密な関係になること自体が、見捨てられ不安をかき立てるきっかけとなることもあるし、実際の別れが、引き金を引くこともある。また、若い女性の場合、案外多いのは、離別と中絶による心の傷が重なってしまった場合である。喪失感と罪悪感が重なり、自分自身の見捨てられ感と、自分が見捨てた一つの命への思いとがオーバーラップすることで、それはより救われがたく、取り返しのつかないこととして感じられる。

過去に起きた、愛情を奪われたり、見捨てられたりしたような体験は、親と死別したり、生き別れになったり、親が長期間入院したりといった明白なものから、A子さんの場合のように、両親も揃っていて、愛情深く見え、一見、見捨てられ体験が見あたらないように思えるケースもある。だが、丁寧にたどっていくと、必ずその人がかまわれなくて、寂しい状況に置かれていたことが明らかとなってくる。A子さんの場合、母親が働くために、早い段階で手元から離されたこと、弟の誕生により両親の愛情が弟の方に向かいがちだったことが挙げられる。


さらに、より重要な問題として、A子さんの母親は仕事をテキパキとこなすタイプではあったが、相手の心に鈍感な面があり、何を感じているかを汲み取るのがあまり上手ではなかった。ことに、言葉で語られないと気づかないところがあった。そのためA子さんは、寂しさを手当てされることなく、見捨てられた気持ちをより強めてしまうこととなったと思われる。

過去の体験によって潜在的な脆《もろ》さを抱えているところに、なんらかの離別体験や喪失体験が加わることによって境界性パーソナリティ障害を呈するという経過は、もっとも典型的なものである。

過去に喪失体験や見捨てられ体験があっても、親密な関係を避けることで、それが表面化することなく、学業や仕事を頑張る中で、自分のアイデンティティ（自己同一性）を保っているケースは多い。しかし、恋愛、肉体関係という親密な関係に陥《おちい》ることにより、心の鎧《よろい》が用をなさなくなり、お腹の子を失う体験が過去の辛い体験と重なって、彼女を根底から揺さぶる結果となったのである。幼い頃の傷と悲しみは深く、まだ本当には乗り越えられていないがゆえに、それが再度蘇ってきたとき、彼女はまるで寄る辺《べ》ない幼子に戻ったように、これまで努力して蓄積したものも、何の助けにもならない無力感にうちひしがれたのである。

ある十八歳の青年は、母親がガンかもしれないという話を聞いたことがきっかけとなり、絶望感と自暴自棄な気持ちに襲われ、急速に不安定になった。家にいるのがつらくてたまらなくなり、何かに救いを求めたくなって、薬物に手を出してしまった。

青年は、母一人子一人の家庭で暮らしていたが、彼が幼い頃から母親は病気がちで、よく検査を受けたり入院したりしていた。その度に、母親の暗い顔を見て、子ども心に気を揉んでいた。最近も毎年のようにガンの検査を受けていたが、母親が思いつめたように漏らした「今度は悪性かもしれない」という言葉が頭から離れなくなってしまったのだ。

「母は死ぬんだろうと思った。少しだけ現実から逃げようと思ったら、そこに薬物があった」

ある二十代前半の女性は、父親が死去して後、気分の不安定や落ち込みが見られていたが、急に幻聴や錯乱状態が出現したため、医療機関に担ぎ込まれた。速やかに落ち着いたものの、気分の起伏が見られ、元気そうにしていたのに、突如、大量服薬して、自殺企図をする。うつ状態が改善すると、今度は過食がひどくなり、そのことで罪悪感に囚われ、衝動的に自殺企図をする。そうしたことが繰り返されるようになる。

この女性が三歳のとき、父親は突然蒸発し、行方不明になっていた。母親と彼女と、まだ乳飲み子の弟が残された。母親はショックで、精神的に不安定な状態が続いた。経済的にも困窮し、生活保護を受けながらの不如意な暮らしであった。女性は長子であったため、よく母親の手伝いをしたり、弟の面倒を見ていた。ところが、彼女が小学五年生になったとき、父親が戻ってきたのだ。一家は、何事もなかったように、家族揃って暮らしていたという。だが、父親の死が、かつて彼女が味わった心の傷を蘇らせたのだと考えられる。

幼い頃の喪失体験、見捨てられ体験の傷が、最近起きた喪失体験、見捨てられ体験によって再現されて、病状を発するという経過が圧倒的に多い。そのことは、ただ発症に際して見られるだけでなく、その後の経過においても、喪失体験や見捨てられ体験、あるいは、それを想起させるような出来事に出くわす度に、不機嫌になったり、不安定になったりしやすい。自殺企図はいうまでもなく、自傷行為や過食、危険な性交渉、非行、薬物乱用などにエスカレートするときも、なんらかの喪失体験や見捨てられ体験がきっかけとなることが多い。

繊細な感性はやり方次第で開花する

先にも述べたように、境界性パーソナリティ障害は、永久に続く固定した性格ではない。多くは思春期から青年期、成人早期（ときには、三十代になって）に始まる嵐のような感情と行動の失調状態である。だが、止《や》まない嵐はない。通常は、数年で、嵐は終息に向かう。周囲の対応がまずかったり、本人の抱えているものが深刻な場合には、十年、二十年という時間を要することもある。

しかし、多くは三十代半ばから落ち着き始め、年齢が上がるとともに改善していく。その間に、思いつめた行動に走る危険を回避することができれば、その人らしい人生にたどり着いていく。

もちろん、その人が自分自身の問題を克服したとして、その間、どういう生き方をしたかによって、魅力的に成熟できることもあれば、偏りや幼さを一部留めることもある。

克服する前に、薬物に手を出して依存症になったりといった、負の後遺症を背負い込むと、それだけ回復を手間取らせる要因となる。

このタイプの人は抱えた生きづらさゆえに、それを乗り越えようとする中で、鋭敏な感性や人に対する献身や思いやり、常識に囚われない個性というものを培《つちか》っていくことが少なくない。

本書の後の章で紹介しているが、そこに努力と円熟が加わることによって、個性的な表現の才能や人に奉仕する仕事の能力を開花させていったケースも多いのである。

だが、同時に、傷つきやすさや基本的安心感の乏しさが、せっかくの成功を台無しにする行動に駆り立てることもある。

その人が、いかに生きて、自分の抱えている問題に向かい合い、それを克服していったかが、後半生には現れるのである。

第二章 境界性パーソナリティ障害はこうして現れる

感情のブレは本人のせいではない

境界性パーソナリティ障害には、さまざまな症状が見られるが、その最大の特徴は、変動が激しいということである。気分の面でも、対人関係や行動の面でも、自己のアイデンティティの面でも、短い間に揺れ動き、別人のように状態や方向性が変わってしまう。しかも、まったく正反対の方向に、両極端に揺れ動くのが特徴である。

まるで、未熟なパイロットが操縦する飛行機のように、操縦桿《かん》が利かないというよりも、操縦桿を動かしすぎて、上下左右にブレを繰り返してしまうのだ。そのため、周囲との関係性に支障が生じるだけでなく、結局自分がどこに向かっているのかも、わからなくなってしまいやすい。

楽しく過ごしていたはずが、些細なことから急に不機嫌になったり、深く落ち込んでしまったり、激しい怒りをむき出しにしたりする。少しだけ言いすぎた一言に顔色を変え、家を飛び出したり、ときには、自傷や自殺企図へ走ったりする。冗談のつもりで言った言葉にさえ、深く傷つき、思いつめた過剰反応を招いてしまうのである。

そうしたことが何度か繰り返されるうちに、パートナーや家族は、次第に腫れ物に触るか、薄氷でも踏むかのように、本人の機嫌や顔色をうかがいながら暮らすようになる。言いたいことや叱りたいことがあっても、また機嫌を損ねて、大騒動になってはいけないと抑えて暮らすようになる。本人には、特に周囲を心理的にコントロールするとか、振り回す意図はないのだが、結果的にそうなってしまうのも、境界性パーソナリティ障害の特徴だといえる。

発症時期が早いほど深刻である

症状が出てくる時期には、かなり個人差がある。最近では小学校中学年くらいで、すでに境界性パーソナリティ障害の特徴を示す子どももがいる。小学校中学年から中学校にかけて、十代前半で問題が出てくる思春期発症タイプと、十代後半で始まる青年期発症タイプ、二十歳以降に始まる成人期発症タイプに、大きく分けることができる。

低年齢化が進む一方で、成人以降に問題が出てくるというケースも最近は多い。思春期が長くなり、自立までに長い時間を要するようになったことと関係しているのだろう。全体で見れば、むしろ発症のピークは高齢化しているのではないかと思われる。途中まで何の問題もない優等生が、大学に進学してから、あるいは、就職した後に発症するというケースが増えている。
一般にいえることは、発症時期が早いタイプほど、養育環境の問題が深刻だということである。強い愛情飢餓や極端な見捨てられ体験を味わったケースでは、早い時期から問題が出てきやすい。それに対して、ちょっと見には問題のない家庭で、それなりに愛情も与えられて育ったケースが境界性パーソナリティ障害を呈する場合には、年齢が上がってから表面化しやすい。そうしたケースに共通するのは、親の価値観に支配されすぎた「よい子」や「頑張り屋さん」であったという点である。

普通は早期発症のケースの方が、問題が深刻で、回復にも長期間を要するが、長期的な予後については、一概にはいえない。発症が早くても、二十歳を過ぎる頃には、すっかり落ち着く場合もある。二十歳を過ぎて始まった場合でも、二、三年で落ち着くこともあれば、四十歳になっても、まだ不安定だという場合もある。対応の仕方やその後の環境、本人の資質や努力によって、予後は大きく左右される。

境界性パーソナリティ障害はこうして診断する

境界性パーソナリティ障害の診断基準としては、アメリカ精神医学会の診断基準である「D

SM－Ⅳ」によるものが、もっとも一般的である。ただし、これは操作的な診断基準と呼ばれるものであり、チェックすべき症状のうちのいくつ以上が該当する場合には、その診断を下すと便宜的に決めたものである。

本来、疾病《しっぺい》の診断は、原因を含め、障害が起きるメカニズムを突き止めた上でなされるのが理想であるが、ＤＳＭでは、病因や病理ということは抜きにして、統計学的に関連性の高い症状により、症候群として診断を行っているに過ぎない。その背景として、精神医学の領域では、病因や病理についての客観的な所見が得られにくいということや、症状のみによる診断の方が、初心者にも容易にできるということがある。

ただし、背景にあるメカニズムについて、かなり解明されてきており、実際の診断では、熟練した精神科医ほど診断基準を単純に当てはめるということはせず、その背景にある根本的な問題を把握した上で、全体像として捉えるというふうに行われるのが普通である。

ＤＳＭはそうした課題を抱えているものの、誰もが簡便かつ同一の基準で診断を行えるという点で大きな有用性をもち、今日では広く使われている。

ＤＳＭ－Ⅳでは、パーソナリティ障害に該当するかどうかの全般的な診断基準があり、さらに、各パーソナリティ障害のタイプごとの診断基準があるという二段構えになっている。

境界性パーソナリティ障害の診断基準

対人関係、自己像、感情の不安定および著しい衝動性の広範な様式で、成人期早期までに始まり、種々の状況で明らかになる。以下の症状のうち 5 つ（またはそれ以上）によって示される。

(1) 現実に、または想像の中で見捨てられることを避けようとするなりふりかまわない努力
注：基準 5 で取り上げられる自殺行為または自傷行為は含めないこと
(2) 理想化とこき下しとの両極端を揺れ動くことによって特徴づけられる、不安定で激しい対人関係様式
(3) 同一性障害：著明で持続的な不安定な自己像または自己感
(4) 自己を傷つける可能性のある衝動性で、少なくとも 2 つの領域にわたるもの（例:浪費、性行為、物質乱用、無謀な運転、むちゃ食い）
注：基準 5 で取り上げられる自殺行為または自傷行為は含めないこと
(5) 自殺の行動、そぶり、脅し、または自傷行為の繰り返し
(6) 顕著な気分反応性による感情不安定性（例：通常は 2〜3 時間持続し、2〜3 日以上持続することはまれな、エピソード的に起こる強い不快気分、いらだたしさ、または不安）
(7) 慢性的な空虚感
(8) 不適切で激しい怒り、または怒りの制御の困難（例：しばしばかんしゃくを起こす、いつも怒っている、取っ組み合いの喧嘩を繰り返す）
(9) 一過性のストレス関連性の妄想様観念または重篤な解離性症状

『DSM-Ⅳ-TR 精神疾患の分類と診断の手引き 新訂版』（医学書院）より

パーソナリティ障害全般の診断基準の要点は、①著しく偏った内的体験と、行動の持続的で柔軟性を欠いた様式が、生活の広い範囲に見られること、②そのため、生活に著しい支障や苦痛が生じていること、③それは、青年期または成人期早期から始まり、長期間（通常一年以上）続いていること、④それは、他の精神障害や薬物、心的外傷によってのみ起きるものではないこと、の4点である。

境界性パーソナリティ障害では、さらに、これから述べる九項目のうち（上の図参照）、五

項目以上に該当することが診断の要件とされる。

①見捨てられることに対する不安が強い

境界性パーソナリティ障害の人は、見捨てられることに対して、強い不安を抱く。この不安は親しくなった瞬間から始まり、親密さが増し、頼るようになればなるほど、増すことになる。友人であれ、恋人であれ、家族であれ、主治医やカウンセラーや援助者であれ、自分にとって大切な存在になるほど、その不安が強まる。

少しでも冷たくされたり、嫌がられているような素振りを感じると、見捨てられるのではないかという不安のスイッチが入ってしまう。些細な仕草や態度から、自分を邪魔に感じている、自分を見捨てようとしているなどと、極端な結論を出してしまいがちだ。自分が相手にとって、何の価値もない存在だと思ってしまう。そうなることを何としても避けようと、必死に相手にしがみつこうとする。

相手の機嫌をとろうとしたり、その場を引き延ばそうとして、それが逆に、相手を苛立たせることにもなる。相手が、ますます冷淡な態度や強圧的な姿勢をとると、一層、見捨てられ感を強め、不安定になったり、逆ギレして攻撃したり、衝動的に危険な行動へと向かったりする。この傾向は、対人関係を困難にする一つの要因ともなる。

愛するがゆえに、その愛が裏切られたり拒否されたりすると、それが憎さに変わるという心理メカニズムは、誰にでも見られるものである。しかし、このタイプの人は、見捨てられることへの恐れが強いため、まだ裏切られても拒否されてもいないのに、先読みして、そう思い込み、過剰な反応をすることが珍しくない。それで相手が本当に背を向けてしまい、恐れていた通りになると、やっぱり思った通りだ、と結論づけ、裏切られたと思い込む。さらには、自分の受けた傷を思い知らせようとして、困らせる行為を繰り返すこともある。

境界性パーソナリティ障害の人に見られる、強い見捨てられ不安は、この障害を理解する上での鍵となる症状でもある。あとの成因のところでも述べるが、このタイプの人が、幼い頃、強い分離不安や愛情を失う体験を味わったことと関係している。

重いうつ状態と自殺念慮（自殺したいと願う気持ち）を抱えていた十八歳の少女は、援助交際と覚醒剤の乱用で、身も心もボロボロの状態だった。「死にたい」「生まれてこなければよかった」「私がいない方が、みんな幸せになれる」と口癖のように言った。

面接が終わりかけると、彼女は落ち着かなくなり、不機嫌になった。「私と話をするのが、そんなに厭ですか」「私のことがキライなんですか？」と言って、面接を締めくくろうとする私を非難した。それまで、どんな話をしていようが関係なく、面接が終わりかけると、空気が険悪となった。まるで、別れ話でもしているかのように。私は、それを防ぐ方法を思いついた。彼女に宿題を出したり、彼女の書いたノートを預かったりするのだ。そうすることで、彼女は、関係が終わりになり、見捨てられたという思いを味わわないで済むようだった。

彼女が小学生のとき、母親と父親が離婚した。彼女が何度も語った一つの光景は、次のようなものだった。「これから家を出て行こうとした母は、弟だけを抱き上げ、私を睨みつけて言った。『あんたは、いらん』って」

父親っ子で、祖父母にもかわいがられていた少女は、母親から見ると、残していっても大丈夫な存在だったのかもしれない。その後も、少女と母親の関係が完全に途絶えたわけではなかったが、少女は、「自分は捨てられた」と思い込んでいた。やがて、父親は再婚し、継母が来た。継母に認められようと頑張ったが、妹ができると、親たちの関心はそちらに移ったように思えた。少女は、反抗的になり、外で悪いことをしでかすようになった。疲れた継母は、実家に帰ってしまった。父親は、「お母さんが戻ってこなかったら、お前のせいだ」と少女を殴りつけた。少女は、母親だけでなく、父親にも捨てられたと思った。

②対人関係が両極端で、不安定である

境界性パーソナリティ障害の一つの特徴は、対人関係の変動の激しさである。最初は意気投合して「サイコー」「こんな人に出会えたのは初めて」と理想化するが、期待はずれのことが起きたり、自分の思い通りにならないことがあったりすると、急に裏切られたような気持ちになり、すべてが耐え難いものに思える。些細なことでも、要求が満たされないと、罵詈《ばり》雑言《ぞうごん》を浴びせ、相手をこき下ろし、全否定する言い方に豹変することもある。「サイアク」「あんなやつはサイテー」「信じて損した」「今までの時間を返せ」という具合に、すっかり評価が裏返ってしまう。そんなとき、手頃な他の人に出会うと、そっちの方が本来求めているものに思えて、そちらに走ってしまうこともある。

両極端に見える行動は、単に変動しやすいということからくるだけではない。もう一つ重要な病理として、このタイプの人が両価的《アンビバレント》な感情を抱きやすいという問題がある。両価性《アンビバレンス》とは、同一の対象に対して、同時に正反対の感情を抱くことである。一人の人物に対して、信頼できる大切な人だという気持ちと、信用したりすれば、いつか自分を裏切るにちがいないという、相反する気持ちが同居してしまうのである。ふとした瞬間に、裏切られる不安の方が強まると、それなら、先手を打って裏切ってやるという方向に突っ走ってしまう。いい顔を見せて相手の気に入るように振る舞えば振る舞うほど、正反対の気持ちが募っていくということが起こりやすい。そして、そのギャップが広がりすぎたとき、突如、正反対の行動が引き起こされて、相手を面食らわせることになる。

その結果、持ち上げるのと貶めるのとの入れ替わりが極端になるだけでなく、一番親身になって支えてくれた人に対して同時に、信じられない、いつか捨てられるという不安が強まり、両極端に見える行動をとりやすいのである。

その根底には、このタイプの人が、これまでの人生において親に見捨てられたと感じ、「本当の親」探しの旅をしてきたことがある。彼らは、現実には得られなかった完全無欠の親を、本当に信じることができ、百パーセントの愛をくれる人を見つけ出さねばならない。この人こそと思う人に出会う度に、自分が求める親の理想像を投影するが、結局は裏切られるという体験をしてきたのである。その理由は、その人の理想に完璧に叶う「親」など、この世に存在し得ないからである。したがって、どんなに誠実で、その人のことを思っている人が現れようと、いつか裏切って見捨てるに違いないという確信をぬぐい去れない。つまり、この項目の根底にあるものは、①と同じ見捨てられ体験だといえる。

境界性パーソナリティ障害から回復するためには、いつか見捨てられるという誤った確信を克服する必要がある。そのためには、親をもう一度、信頼できる存在として受け入れるか、親代わりの存在に支えられる中で、親を求め続ける気持ちを卒業していくかである。

先の例に挙げた十八歳の少女は、自分の担当職員に気に入られようと一生懸命だった。その甲斐あってか、少女は少しずつ改善し、以前より活動的になり、課題にも前向きに取り組んだ。だいぶ進歩したね、と褒められて間もなく、事件が起きた。別の少女のノートが破られて、トイレに捨てられていたのだ。テレビカメラの記録から、その少女の仕業だと判明する。被害にあった少女とは一番親しくしていただけに、誰もがショックを受けた。どうして、そんなことをしたのかと、理由を聞いた。すると、被害にあった少女も同じ職員が担当していたが、ノートに職員がどんなコメントを書いているのかが気になって、破り取ったものの処分に困り、トイレに捨てたという事情が明らかになった。

深刻な愛情飢餓を抱えた人では、愛情や関心が少しでも脅かされることに敏感で、親しい間柄になるほど、二面性のある行動に出てしまいやすい。この少女の場合、施設に来ることになったそもそもの原因も、彼女の支えになってくれていた夫妻の家から、金品を持ち出したことだった。

もう一つ、付け加えておきたいことは、このタイプのすべての人が、恋愛相手や友人と喧嘩別れを繰り返し、不安定な対人関係のパターンを示すかというと、そうとは限らないということである。信頼できるかどうかを試す初期の段階である「試しの時期」においては、そうした傾向が見られがちだが、一定の愛着や信頼が生まれると、むしろその関係を大切にし、守ろうとすることが多い。そして、相手がそれに根気よく応えさえすれば、安定した関係が長期間にわたって維持されることも多い。

このタイプの人は、常に密度の濃い関係を求めるので、むしろ相手の方が新鮮味を失って愛情や関心を与えなくなることで、自分がないがしろにされているという不満が生じる面が強い。時間が経過しても、変わることなく愛情や関心が注ぎ続けられたという幸運なケースでは、回復の道をたどっていく。

性的虐待のサバイバーでもある二十代の女性は、仕事先が変わる度に、そこで恋人ができた。いや、恋人と別れる度に、仕事先を変わったという方が正確だろうか。一番幸福な恋といえたのは、居酒屋でアルバイトをしていた大学生との恋愛。夢のような時間だった。まだ学生の彼の負担が減るように、いつしかホテル代も食事代も彼女が出していた。それでも、自分が彼にしてあげられることがあるということが嬉しかった。だが、彼に対する信頼も、彼が女子学生と親しげに歩いているのを見かけたとき、崩れ去った。

泣いて責め立てると、彼は、ただの友達だと言い訳した。それを信じようと思った。彼は相変わらず同じ調子で、彼女を抱き、食事をおごらせようとした。だが、抱かれても、幸福感よりも、寂しさと虚しさが襲ってきて、その度に昔のように自傷するようになった。そんな自分が厭で、彼女は店を辞め、彼とも別れた。

それから、何人かの男とつき合った。遊び人のバーテンダー、客のサラリーマン、妻子もちの店長。つき合い始めたときは、この人こそはと思い、すべてを捧げるのだが、どの男も口先だけの嘘つきだとわかるのだった。二十三歳のとき、リストカットした上に、ひどい過呼吸発作を起こし、救急車で精神科に運ばれた。それが機縁で、時々通院して、うつの薬をもらうようになったが、同じことの繰り返しだった。

そんな彼女が一人の男性客と知り合ったのは、二十代も終わり近くなってからだ。好みのタイプでも、イケメンでもなかった。だが、誠実で優しい人だった。彼の不器用な愛に退屈を覚えながらも、その滑稽さが気楽で、つき合い始めた。冴えない彼とこれまでつき合った男たちを比べてしまい、無性に苛立つこともあった。けれども、いつも変わらない彼の態度は、いつしか彼女に安心を与えてくれるものとなっていた。

もう結婚して十数年になる。最初の数年は不安定になり、苦しいときもあったが、年を追うごとに夫婦関係は安定し、今では彼に出会えた幸運に感謝している。

「②対人関係が両極端で、不安定である」という診断項目は、境界性パーソナリティ障害の理解にも誤解にもつながる要素を抱えている。少なくとも、この障害と診断された人の対人関係が、気まぐれで、とっかえひっかえの移ろいやすさばかりを本性とするかのように受け取られるとしたら、不幸な誤解である。

同じ人間でも、置かれた環境によって、まるで違う役割を担わされ、別人のように振る舞うのである。思いやりも関心もないような環境に置かれれば、誰であれ、不信と自己否定と怒りを心に宿すようになるし、一方、気遣いを寄せてもらい、その価値を認められる環境に置かれれば、生き生きと愛情と献身を周囲に注ぐことができる。

そう考えると、「対人関係が両極端で不安定である」という「症状」が、本当に本人の問題なのか、それとも、その人を受け入れようとしない不認証環境の問題なのかということを、両睨みで判断する必要がある。しばしばありがちなことは、それはむしろその人が暮らしてきた環境の問題であり、その人が安心して受け止められる環境に置かれれば、何の問題も示さないどころか、実に魅力的な人物になるということも現実にあるのだ。

境界性パーソナリティ障害という「診断」自体が、不認証を与えるという側面を孕《はら》んでいることにも注意しなければならない。

③めまぐるしく気分が変わる

両極端で変動しやすい傾向は、気分や感情の面でも顕著である。気分がよく、希望が感じられ、何事も楽観的で前向きに考えられるときと、最悪の気分で、すべてがダメに思えるときの差が大きく、めまぐるしく入れ替わるのが特徴である。気分が沈むだけでなく、イライラや不安が強く出ることも多い。同じ気分が数日以上持続することは少なく、小さな起伏や変動が生じやすい。こうした気分の起伏をムード・スウィングという。

気分の変化があまりにも極端で、それが同じ自分とは思えないほどの連続性をもって感じられることもある。ある男性は、二つの極端な自分を「僕」と「私」という別の二人がいるという表現をした。「僕」は後ろ向きな自分であり、「私」は前向きに進んでいる自分だという。

気分にムラがあるだけでなく、基本的には気分は沈みやすい傾向が見られ、本格的なうつ状態を伴うことも多い。「一日のどこかで凹《へこ》むことが多い」「毎日のように、心が悲しい気持ちになる」と感じるときもあれば、もう少し変動の間隔が長いこともある。いずれにしても、沈み始めると全部がダメに思え、すべてを投げ出したくなりがちである。

うつ病の中でも、症状が重く、不眠、食欲低下、体重減少、意欲低下、焦燥感、希死念慮

（死を願う気持ち）などが強いタイプを「大うつ病」または「メランコリー型うつ病」と呼び、従来うつ病と呼ばれたものは、このタイプであった。しかし、近年は、比較的軽いうつ状態を繰り返す「気分変調症」、過食や過眠を伴い、周囲に対して攻撃的な傾向が見られやすい「非定型うつ病」が増えている。境界性パーソナリティ障害では、気分変調症、非定型うつ病の合併が多い。

気分の変動のきっかけとしては、①で述べた見捨てられる不安をかき立てる状況や、自分をないがしろにされたと感じたとき、自分の思い通りにならなかったときが多い。それとともに疲労や睡眠不足、女性では生理前などが原因となることも多い。自分でもなぜ気分が急に落ち込んだり、イライラしたり、不安になったりするのか、原因がわかっていないこともよくあるが、振り返ってみると、心理的な面や体調面の原因が影響していたことがわかる。

しかし、ときには明らかな原因もなく、状態が変わる場合もある。季節の変わり目や、その人にとって苦手なシーズンがあり、そういうときは些細なことでも不安定になりやすく、きっかけ自体を問題にしても、あまり意味がない場合もある。むしろ、気分が変動しやすい症状としてざっくり考え、一週間、一カ月といった期間の平均で、そうした変動が増えたか減ったかを客観的に見る必要がある。

紛らわしいものに、軽躁とうつを反復する双極性II型障害がある。これは、躁うつ病の一つのタイプであり、境界性パーソナリティ障害とは原因も治療もまったく異なるので、はっきり鑑別する必要があるが、ときに両者が合併することがある。

④怒りや感情のブレーキが利かない

境界性パーソナリティ障害の人は、とても傷つきやすく、傷つけられたことに対して過剰な反応を起こしやすい。感情のブレーキが利きにくく、些細なことで腹を立てたり、癇癪《かんしゃく》を起こしたり、激しい怒りに囚われやすい。

それまで物静かで、控えめにさえ見えた人が、自分の思い通りにならない状況に出くわすと激しい怒りを覚え、ガラッと態度や表情を変えて、攻撃的になるということがしばしば起きる。親しく、甘えられる相手ほど、そうしたことが起きやすい。「自分の家族に対して、すぐカッとなりやすい。母や彼女に対して、すぐ手が出てしまう」と述べた青年のように、親しい人、依存している人、甘えを許してくれる人に対してだけ、出現しやすいのが特徴である。

本人自身もそこまで言うつもりはないとわかっていても、傷つけられたり、目先のことで怒りを覚えると、止められなくなってしまう。自分を守ろうとして、あるいは、わかってもらえないという苛立ちから居丈高になったり、攻撃的になってしまいやすい。

最初は穏やかそうに見えていたので、態度や口調の豹変に周囲は驚く。怒りに囚われてしまうと、他のことは頭から飛んでしまい、場所柄や周囲の状況に関係なく激しく反応してしまう傾向がある。

一人でいるのが不安で、気持ちが沈むので入院させてほしい、と医療機関の外来を訪れた二十歳過ぎの女性は、弱々しい声で、切々と自分の苦しさを訴えていた。しかし、診察した医師から、今の状態では入院する必要はないと告げられた途端に、表情が一変し、医師に食ってかかり始めた。それでも思い通りにしてもらえないとわかると、診察机の上にブーツの足を乗せ、腕組みし、罵詈雑言を吐いて、怒りを爆発させた。

だが、次にやってきたときは、しおらしい態度に戻っていて、前回の失礼な態度を自ら詫びた。しかし、また思い通りにならないことが出てくると顔つきが変わり、言葉がきつくなる。

⑤自殺企図や自傷行為を繰り返す

境界性パーソナリティ障害のもう一つの重大な症状は、自殺企図や自傷行為が繰り返されることである。この障害の患者の七割以上に自傷行為の経験があるといわれる。自殺関連行動として頻繁に見られるものは、自殺するということを口にしたり、書いたりして、それによって周囲を脅したり、動揺を与えることである。その動機を、ある青年は、「死にたいと書くのも、かまってほしかったから」と述べたが、そうした底の浅いケースばかりではなく、もっとせっぱつまった気持ちから発していることもある。

リストカットやアームカットといった自傷行為、睡眠薬や鎮痛剤の大量服薬がよく見られるが、どこまで希死念慮が切迫しているかを慎重に見極める必要がある。

リストカットやアームカットでは、周囲に自分の苦しさを気づいてほしいというサインの面と、自傷自体から得られるカタルシス効果（心の奥にあるものを出してすっきりする）の面がある。強い自己否定感や罪悪感を抱いているケースでは、自分を傷つける行為、自分に罰を与える行為によって、「自分を罰し、痛めつけたから、もう少し生きていてもいい」という心理的な取引が行われ、「こんな自分がまだ生きている」ことに対するネガティブな感情を一時的に減らすのに役立っている。自傷行為は、過食や薬物乱用と同じように嗜癖性があり、繰り返される中で、行為自体に依存が生じている。

自傷行為や自殺企図に走る瞬間、通常の意識状態とは違い、視野が狭まり、自我のコントロールが弱まった軽度の解離状態（意識や記憶などの連続性が破綻した状態）に陥っていることもしばしば見られる。身体的、精神的虐待がひどかったケースや、性的虐待を受けたケースでは、軽度の解離状態を伴うフラッシュバックに襲われ、自傷行為に及ぶことが、しばしば見られる。

十七歳の高校生の少女は、リストカットや薬物乱用、援助交際を繰り返していた。ボールペンで自傷した後で、次のように語った。

「傷つけたのは、性教育のレクチャーがあって、いろいろ思い出したから。傷つけた瞬間のことは、あまり覚えていない。傷つけるのは、罰したいというよりも、自分のためにやっている。そうしないと落ち着かない。血を見たとき、生きていると思う。意識がはっきりして、落ち着く。自分がはっきりと感じられる。やっているときは痛みを感じないが、後でだんだん痛くなると、またやってしまったなあと思う」

リストカットやアームカットに比べて、縊首《いしゅ》（首をくくること）や飛び降りによる自殺企図が見られる場合には、切迫度が高く、自殺が完遂される危険が高まっている。大量服薬による自殺企図は、その中間的な段階だといえるが、発見や処置が遅れると取り返しのつかない結果になることもある。自殺率は約9％とされるが、診断基準をすべて満たしている重度のケースでは、36％にも上ったとの追跡調査結果もある。

過剰に動揺し、冷静さを欠いた反応をすることは、後で述べるように、長期的に見て自殺企図をエスカレートさせてしまいやすい。しかし、気を引くために演技でやっているというように決めつけ、安易な受け止め方をしないことも大事である。

自殺企図や自傷行為をした直後では、一旦状態が落ち着いて見えることも多い。それは、自分の中に溜まっていたものを、そうした行為によって放出した一種のカタルシス効果による面や、周囲の関心や心配が自分に注がれ、愛情欲求が一時的に満たされることにもよる。

しかし、何度も繰り返すうちに、周囲も慣れっこになり、最初ほど慌てなくなっていく。「またか」という思いとともに、注意もおろそかになりやすい。そういう場合に発見が遅れたりして、既遂となってしまう不幸が起こりやすい。

たとえリストカットでも、「またか」と済ませずに、きちんとした対応をする必要がある。それは、苦しさを「わかってほしい」という重要なサインでもあるから、そこでの対応が適切になされないと、もっと危険な方法に進んでしまうことになりうる。具体的な対応の仕方については、後の章で述べる。

⑥自己を損なう行為に耽溺する

自殺企図や自傷行為という直接的に自分を損なう行為だけでなく、間接的に自分を損なう行為にのめり込みやすいのも、境界性パーソナリティ障害の特徴である。もっとも典型的で、頻繁に見られやすいのは、薬物乱用やアルコールなどへの耽溺《たんでき》である。場当たり的なセックスやスリルだけを追い求める恋愛、万引きなどに走ってしまうことも少なくない。女性では、過食や買い物依存も見られやすい。

摂食障害で治療を受けることになった十七歳の女性は、過食と嘔吐を繰り返していたが、それ以外にも、万引きが止められずにいた。彼女が幼いうちに両親が離婚したため、彼女は父親のもとに引き取られて祖父母に育てられた。中学までは、よく気のつく明るい子で、成績もよく、家の手伝いもよくしたという。ところが、高校に入った頃から、気分が不安定となり、過食してはトイレで吐くようになった。また、万引きを繰り返し、使い切れないほどの日用品を溜め込んでいた。経済的に差し迫っているわけでもなく、不要なものを万引きしてしまう理由が、自分でもよくわからないと言っていた。

過食や万引きは、しばしば愛情飢餓を癒やすための代替行為として行われる。食べるという行為は、母乳を貪り吸った乳児の時代においては単なる摂食行動ではなく、愛情と安心を与えられる行為でもあった。そうした直接的に愛情をもらう行為の代替行為として大きな位置を占めるようになるのが、物を与えられたり、買ってもらったりする行為である。万引きや浪費が、愛情不足を癒やす作用をもつのは、そうした背景がある。

また、このタイプの人（ことに男性）では、命の危険と背中合わせのスポーツや無謀な運転などに熱中することが、しばしば見られる。そこには無意識の自殺願望があるという言い方をする人もいる。

⑦心に絶えず空虚感を抱いている

境界性パーソナリティ障害の人は、慢性的な空虚感を心に抱いていることが多い。物事がうまくいっているはずのときも、漠然とした虚しさにつきまとわれやすい。幸福だと感じていいはずの状況にあっても、何か満たされない感じをもちやすい。幸福であることに居心地の悪さを感じる場合もある。幸せを感じ続けることが苦手なのである。

ましてや、物事がうまくいかないときには、空虚感が強まる。これまで努力を積み重ねてやってきたことや、大切にしてきたことも、些細な行き違いや不満から、すべて無意味なことに思えてくる。そして、もうどうでもよくなったり、生きること自体が無意味に思えてしまったりする。

空虚感に苛《さいな》まれることから逃れるためには、刺激を必要とする。そのため、境界性パーソナリティ障害の人は、前項で述べたような危なっかしい刺激を求める行為にのめり込みやすい。

浪費や過食も、慢性的な空虚感を紛らわす行為となりやすい。

この空虚感は、一つには、もっとも愛情を必要としたときに、愛情や関心を十分にもらえなかった事情と関係していることが多い。自分が大切だと思っている人が、自分に対して関心をもってくれなかったり、その人の否定的な態度に触れたりすると強まりやすい。

しかし、逆に満たされすぎた過保護な子ども時代を過ごした人にも、しばしば見られる。何でも親がかりで、自分の力で努力して物事を達成するという経験が乏しい人では、本来の自尊心や自信が育まれておらず、心の底では自己否定感を抱いている。

守られすぎても、守られなさすぎても、子どもは幸せになれない。ある調査によると、心の空虚感は、親にあまり褒めてもらえず、否定的に養育された人にも、また、過保護に甘やかされて育った人にも多く見られる傾向が認められた。厳しさと優しさ、叱ることと褒めることは、子どもが強く育っていく上で、どちらも大切だといえる。

⑧自分が何者であるかがわからない

慢性的な空虚感と関係があることだが、境界性パーソナリティ障害の人は、自分が何者であるのかということについて不確かな感覚をもっている。それは、生きることの違和感のようなものとして感じられることもあるし、居場所のなさとして感じられることもある。

もっとも根源的なアイデンティティの障害は、親や出自（家系、民族、宗教）をめぐるものである。本人に、実父母以外にも、養父母や義父母がいる場合、あるいは、片親の場合、自分の親が誰で、自分はどの親の子であるかといった問題を抱えやすいのは当然のことである。両親が離婚し、片親と同居している場合、同性の親と滅多に会えなかったり、同居していない親の方に、親しみや尊敬を感じていたりするときには、アイデンティティの問題を生じやすい。

青年期に起こりやすいアイデンティティの問題としては、進路選択や職業的アイデンティティに関するもの、男性、女性としてのアイデンティティをめぐるもの、自己の主体的な存在意味に関わる、存在論的なアイデンティティについてのものがある。

職業的なアイデンティティに関しては、現実の生活において、社会的なアイデンティティと呼べるものを何ももたずに、宙ぶらりんな状態が続いている場合もある。

しかし、何らかの社会的アイデンティティをもっているが、それに満足せず、アイデンティティの模索が続いているということも多い。その混乱は、「自分が何をしたいかわからない」「自分がこの仕事を本当にしたいのかわからない」といった形で表明される。

性的なアイデンティティの確立も重要な問題であり、しばしば、最大の関心事である。女性として、あるいは男性として、愛されるに足る魅力をもち、その役割を果たせるということは、青年期においては、極めて重要な課題であり、この面でのつまずきは、他の面での成功を無意味にさえしてしまう。「自分は誰にも愛されない」「自分は愛される価値がない」といったコンプレックスは、このアイデンティティの危機を意味する。

最後に、存在論的なアイデンティティの問題も、この時期には、差し迫った問題となる。親に押しつけられてきたこれまでのアイデンティティは、もはや役に立たなくなり、自分の責任で、生きるための意味を見つけ出さねばならない。境界性パーソナリティ障害の人は、「自分の気持ちがわからない」「自分がどうしたいのかわからない」「自分が何のために生きているのかわからない」といった気持ちを抱きやすい。

「自分が何をしたいのかわからない」「何のために生まれてきたのかわからない」という疑問は、十代の若者なら、程度の差こそあれ、誰しもぶち当たる悩みである。試行錯誤や模索を重ね、自分のアイデンティティを見出していくしかない。

境界性パーソナリティ障害の人では、そうした苦悩がより本源的で、その人を根底から脅かすほど深刻なものとして体験される。それは自己肯定感や基本的安心感の乏しさとも、深く結びついている。その由来を遡《さかのぼ》れば、しばしばアイデンティティを混乱させるような状況、複雑な出自や、本人の主体性が軽視されたり、否定的に扱われてきた歴史が関係している。

いつも周囲の顔色を見て、それに合わせて自分を演じていたという少女は、「本当の自分がわからない」と、よく訴えた。その少女は、自分が女性であることにも違和感を訴え、自分は男だという気持ちがあると言い、ジェンダー・アイデンティティの混乱も見られた。だが、銭湯も男湯に入りたいと言う一方で、男性器を見るのは厭だと言う。少女は援助交際を繰り返しており、女性として性行為を行うことに抵抗があるようには見えない。ただ、母親のことが嫌いだ、女が嫌いだと言い、女性という性に対する拒絶感の背景に、母親に対する失望があることを感じさせた。少女の母親は、いわゆる水商売で生計を立てており、よく酔っぱらって帰ってきたり、男を連れてきたりすることがあった。そんな母親の姿を見ることが、厭だったという。

⑨一時的に記憶が飛んだり、精神病に似た状態になる

境界性パーソナリティ障害の特徴の一つは、強い心理的ストレスがかかったとき、精神の統合機能が一過性の破綻を起こしやすいということである。そのため、解離症状や一過性精神病状態を示すことがある。

解離というのは、意識や記憶や自己同一性の連続性が一時的に破れることである。記憶が飛んだり、脱落してしまう「解離性健忘」や、気がついたらどこか遠くに来てしまっている「解離性遁走」、人格が別人に入れ替わってしまう「解離性同一性障害」などが典型的である。ただ、実際に見られやすいのは、記憶が脱落するわけではないが、意識や自己同一性に変容が起こる「スプリット」と呼ばれる状態や、意識が狭窄《きょうさく》したような状態で、自傷行為をしてしまったり、昔の光景がありありと蘇るフラッシュバックが起こり、恐怖感や嫌悪感から興奮状態になったりという状況である。その場合、記憶が鮮明にある場合もあるが、曖昧なことも多い。記憶が現実の出来事と異なっている場合もある。その人が感じられている時間の長さと実際の時間の長さが、大きくずれているということもある。

ある青年は、突然不安定になり、激しく興奮し、暴れ回ることを繰り返した。後で聞くと、まるで覚えていないと言う。そうしたことが何度か繰り返されるうちに、引き金となった出来事が、次第に思い出せるようになった。それは大抵同じ光景が、脳裏に鮮やかにフラッシュバックすることから始まった。その光景とは、母親がある日、小学生だった彼を置いて、家から出ていった日の光景である。

性的暴力を受けていたある少女は、夕方頃になると、ケラケラ笑って踊り出したり、何かに向かって叫んだりしている。話しかけると、別人の名前を名乗る。後で聞くと、覚えていないと言う。しかし、その名前の少女のことは知っていて、「心の中に住んでいる存在」で友達だという。さらに話を聞くと、その友達は二年前に自殺したのだという。解離症状と空想虚言や演技的な症状が混じって、見分けがつきづらい場合もある。

解離状態のことを思い出すとき、人はよく「映画を見ているようだった」「夢の中の出来事のようだった」「意識だけが、体から抜け出しているようだった」「ぼんやりしていて、あまりよく覚えていない」「気がついたら〜していた」などといった表現で語ることが多い。

解離と似ているが、少し異なる状態に「離人」がある。離人は、現実感がなくなる状態のことである。意識や記憶ははっきりしており、自己同一性も保たれている。「世界がよそよそしい作り物のように感じられる」「現実感のない芝居の中にいるようだ」などと表現される。離人症状も、境界性パーソナリティ障害で見られることがある。

境界性パーソナリティ障害の人では、強いストレスを受けたとき、解離症状を起こしやすいが、ことに過去に強い心的外傷を蒙《こうむ》っているケースでは、その傾向が強い。そのことと関係があると考えられているのは、心的外傷を有する人では、海馬が萎縮《いしゅく》を起こしていることである。海馬は脳の深部にあって、人の長期記憶を担っている器官である。

また、境界性パーソナリティ障害の人は、周囲から孤立したり、責められたりすると、被害妄想的な考えに囚われたり、自分の悪口を言われているような幻聴が聞こえてきたりすることも珍しくない。被害妄想的な考えは、「妄想様観念」と呼ばれる。幻覚や妄想様観念のために、統合失調症などと間違って診断される場合もある。

症状の根底にあるのは何か

このように、境界性パーソナリティ障害では、認知、情動、行動、対人関係、アイデンティティといったさまざまなレベルで、不安定さや極端な変動を示す。この症状の多様さが、この障害を捉えがたいものにしている理由である。しかも、その瞬間や時期によって、状態が大きく変化する。

あるときは、まったく健康で正常な状態に思えることもあれば、別のときには、激しいうつ状態で自殺が差し迫ることもある。不安とか過呼吸発作とか、極度の完璧主義といった神経症的な症状が中心の時期もあれば、幻聴が聞こえてきたり、被害妄想に囚われたり、錯乱や興奮状態となって、精神病かと見まがうときもある。記憶がなくなったり、過食に走ったり、嗜癖的な行動に溺れたり、衝動的に万引きをしたりといった状態が見られることも珍しくない。かと思うと、まったく普通の状態に戻っていたりする。

こうした状態の変動性と多様さが、境界性パーソナリティ障害の特徴でもあり、理解が難しく、ただの気まぐれやわがままではないかといった誤解を生む要因ともなってきた。

では、どう捉えれば、この障害の本質を摑《つか》むことができるのだろうか。次の章では、境界性パーソナリティ障害の本質的な問題が何であるかについて考えたい。

第三章　境界性パーソナリティ障害の複雑な心理を読み解く

カウンセリングがうまくいかない理由

境界性パーソナリティ障害の人では、標準的な精神分析や受容的なカウンセリングの手法が本人を支え、回復に役立つどころか、しばしば症状を悪化させてしまうことに、多くの人が苦い思いを味わってきた。

通常のカウンセリングでは、本人の話すことにひたすら耳を傾ける「傾聴」を基本にし、本人の言葉をできるだけ邪魔せずに、本人の思考の流れを大切にする。本人自身の語りを通して、やがて本人が自分自身を見つめ直し、再統合していくことを期待しながら、解釈や共感によってそれを助ける。

だが、境界性パーソナリティ障害の人に対して同じことをすると、期待とはまったく裏腹なことが起きてしまいやすい。周囲への不満や自分の苦しさをとりとめもなく話し、気が少し楽になることもあるが、話すことで余計にしんどくなることもある。気が楽になったといっても、その効果は、家に帰り着くまでもたないこともしばしばだ。過去の領域に踏み込み始めると、ますます話はとりとめなく広がり、さまざまな過去のネガティブな感情が噴出する。すると、かろうじて保っていたコントロールが失われて、極めて不安定な状態になる。

こうした状況を、臨床家たちは「パンドラの筺《はこ》を開けた」と表現する。どうにか封じ込めて、バランスをとっていたものが一挙に吹き出し、当人は無論、話を聞こうとした援助者も、その洪水のような感情の渦をコントロールできなくなる。そして、ときには怖じ気づき、ときには我が身を守るために、背を向けざるを得なくなる。蓋をとってしまったはいいが、後の始末がつけられないという状況も起こりやすいのである。

なぜ、他のタイプの患者には、うまく機能する精神分析や受容的カウンセリングの手法が、境界性パーソナリティ障害の人では、うまく働かないのか。多くの臨床家が悩んできた問題である。それを解き明かそうとする何十年にもわたる努力が行われてきた。

本章では、境界性パーソナリティ障害の人を理解する上で不可欠な心理特性について見ていきたい。これらは、診断基準にはないが、実は、境界性パーソナリティ障害を、もっと根本的なレベルで理解する鍵となるものである。

枠組みのない状況が苦手である

境界性パーソナリティ障害の認知の特性として、最初に知られるようになったことの一つは、しっかりと構造化された状況においては、何の問題もなく対処することができるのに、構造が曖昧な状況では、戸惑いや混乱を引き起こしやすいということである。

例えば、規則や目的がかっちりして、それに沿って生活しているときは、さして問題はなかったのに、細かい規則や決められた日課もなく、要求するままに応じてもらえるような受容的な状況に置かれると、かえって情緒が不安定となる。どんどん要求を膨らませ、対応の些細な違いが気になりだす上に、不満や苛立ちが募り、行動や感情にブレーキがかからなくなる。

質問されたことだけに答えるというやりとりをしているうちは、さして問題ないのに、思いつくことを気ままに喋り出すと、だんだん話がとりとめなくなり、非現実的で極端な方向に脱線しやすい。話しているうちに、ひどく動揺をきたす。

こうした特徴は経験的に気づかれていたのだが、それと合わせて、一つの事実が知られるようになった。それは、ロールシャッハテストと呼ばれる投影検査でわかってきたことである。ロールシャッハテストは、ご存じの通り、インクブロット（インクの染み）が何に見えるかを答えることで、心の統合機能を見る心理検査である。本来意味のないインクの染みだが、正常な統合能力をもった人では、そこにさまざまな形を見てとるだけでなく、他の人が見ても、納得のいく説明を与えることができる。

他方、統合能力の低い人では、何に見えるかが答えられなかったり、突飛で、こじつけめいた答えが多くなったりする。ブロット全体よりも一部分に反応しやすくなり、しかも、他の人が見ると、あまりピッタリでない答えが多くなる。こうした傾向は、統合失調症といった精神病があると顕著になる。同じ統合失調症でも、統合能力が保たれている場合には、誰もが納得できる答えが多いが、進行して、症状が強いケースでは、奇妙で、理解しづらい答えが増える。

ところが、一見健康そうに見え、精神病でないことは明らかなのに、ロールシャッハテストをすると、困惑や混乱を示す人たちがいたのである。それが当時、「ボーダーライン」と呼ばれた人たちであった。今日《こんにち》も、ロールシャッハテストは、境界性パーソナリティ障害の診断において、有力な補助検査となっている。

行動上の現象とロールシャッハテストの所見には、実は深い結びつきがあった。つまり、どちらの場合も、構造がはっきりとしている状況では問題なく物事を認識し、行動することができるが、構造が曖昧な場合には、混乱を生じやすいということである。統合的な能力の乏しさが、その原因として推定されるようになったのである。

後の章でも述べるが、この特性は、境界性パーソナリティ障害の人との関わりを考えていく上で、とても重要である。可能な限り明確な枠組みを設定し、曖昧な対応をしないようにすることが不可欠なのである。この点を押さえていないと、支えているはずが、どんどん悪化させてしまうということになりかねないのである。

自己と他者の境界が曖昧になる

さらに研究が進むにつれ、もう一つの認知の特性が明らかとなった。それは、このタイプの人では、自分と他者との境目が曖昧で、十分に区別できていないということである。そのため自分の視点と他者の視点を混同してしまいやすい。自分が好きなものは、相手も気に入るに違いない、逆に、自分が嫌いなものは、相手も嫌うはずだと思う。自分と相手が別の存在で、自分の感じ方と相手の感じ方は別々のものだと頭では理解していても、いつのまにか混同し、そのことにも本人は気づかないのである。

アメリカの精神医学者オットー・カーンバーグは、対象との関係の成熟度により、パーソナリティ構造を三つのレベルに分類した。自己と対象の区別が混乱し、自我の境界が曖昧な状態を「精神病性パーソナリティ構造」、自己と対象の区別はある程度存在するものの、ストレスを受けた状態や構造化されていない状況においては区別が曖昧になり、混乱を生じやすい状態を「境界性パーソナリティ構造」、自己と対象の区別はしっかりしているものの、抑圧された葛藤のために、対象との関係で不安や緊張を生じやすい状態を「神経症性パーソナリティ構造」としたのである。「境界性パーソナリティ構造」が見られるものの代表的な状態が、境界性パーソナリティ障害である。

自己と他者の区別が曖昧になりやすい状況として重要なのは、ストレスを受けたときや、構造化されていない状況とともに、親密で依存した関係が挙げられる。甘えの許される親や恋人に対して、自分と相手との境界が失われてしまいやすい。

自己と対象が区別されているようで、しばしば混同される結果、常識が通用しない特有の問題が生じてくる。しばしば起こりやすい問題の一つは、すり替えである。本当の問題ではなく、目先の苦しさや些末なトラブル、相手の過失の方に問題を転嫁し、肝心な問題から逃げてしまいやすい。ことに、治療の最初の段階などでは、忍耐する力が弱いので、ちょっとした不快な出来事も、逃げるための口実となる。

もう一つ起こりやすい問題は、自分の基準でしか、相手を見ることができないということである。これは、周囲の問題にばかり目が向きやすい原因ともなる。対人関係や子育てでも相手を一面的に判断し、好き嫌いや支配の激しい、過酷な状況を作りやすい。

相手の気分に巻き込まれやすい傾向も見られる。相手の気分が伝染しやすいだけでなく、自分がイライラしていたり、気分を害していると、相手もイライラしていたり、気分を害しているように感じてしまうこともある。つまり、自分と相手の感情が混同されてしまうのである。自分が疎外感や劣等感を感じていると、相手が自分のことを邪魔者扱いしようとしていたり、馬鹿にしているように感じてしまう。この場合は、自分の感じている恐れが周囲に投影され、迫害者を作り出してしまうのである。

心から安心することができない

自分と他者の境目が曖昧で、自分と他人の問題を混同しやすいということは、言い方を換えれば、他者からの影響を蒙りやすいということでもある。自己のアイデンティティも絶えず外界から脅かされやすいものとして感じられている。こうした心理状態は、強いストレスのかかった状況では誰にでも見られるものだが、境界性パーソナリティ障害の人では、それが日常的に、強い圧迫感をもって感じられやすい。その結果、境界性パーソナリティ障害の人は、自分が安全に守られているという基本的安心感に乏しく、ともすると、居場所のなさを覚えやすい。

基本的安心感の乏しさと、自己と対象の関係の不安定性さとは、深く結びついている。こうした未分化で、脆弱《ぜいじゃく》な自我を抱えてしまうことについては次の章で見ていくが、自分と他者とを切り離す最初の段階、つまり母子分離の段階でのつまずきが影響していることが多い。安心して母親の膝元から離れていくことができず、自分を独立した存在として確立することに、強い不安と恐れを覚えてしまったのである。

自我が未分化で他者と混同しやすい傾向は、その人の中に他者が絶えず介入し、その安全や主体性を脅かしてきたことの名残でもある。その結果、このタイプの人はいつも周囲から脅かされていると感じやすく、人を心から信じ、受け入れることができにくい。常に違和感を覚えてくつろげず、ありのままでいることができないという身の置きどころのなさを味わっている。

ある少女は、その違和感をこう語った。

「小学生の頃から、人と自分は、どこか違うという感じを抱いていた。それが中学になる頃には、いっそう強くなった。友達と楽しそうにしているときも、その振りをしているだけだった。そのことを冷ややかに見ている別の自分がいた。太宰治の『人間失格』を読んだとき、自分と同じだと思った」

そうした違和感の根源には、母親との絆の希薄さが影を落としているようにも思えた。少女は、幼い頃に母親と離別していたが、その後、思春期を迎え、交流が再開して、泊まりに行くようになったときのことを、こう回想した。

「母のところへ行くと、気持ちが悪くて眠れなかった。吐き気がして。本当の母なのに、気持ち悪いと思ってしまう」

思い通りにならないと攻撃されていると思う

カーンバーグの「境界性パーソナリティ構造」の提唱に先立つこと三十年も前に、その理論の基を築いたのがメラニー・クラインであった。魅力的だが、気性の激しい女性で、自身、境界性パーソナリティ障害の傾向をもっていた。

メラニー・クラインは、ウィーンの医者の家庭に末娘として生まれた。結婚後、うつ状態に陥ったため、その原因を探るために、精神分析治療を受ける。やがて、自ら分析の仕事に携わるようになると、離婚してロンドンに渡り、精神分析家として本格的に仕事を始めた。彼女には三人の子どもがいたこともあり、児童分析も手がけた。その中で対象との関係の発達について、重要な事実に気づいたのである。当時、それは精神病の原因を理解するために有用な理論と考えられた。だが、今から考えれば、それは境界性パーソナリティ障害を理解する上で、打ってつけの理論であった。

クラインによれば、子どもは成長段階により、二つの対象関係（対象との関わり方）を示す。

一つは、ごく幼い乳児に典型的に見られるもので、自分の欲求を満たしてくれると満足し、機嫌よくしているが、少しでもそれが損なわれると泣き叫び、不満と怒りをぶちまける段階である。よくお乳が出るオッパイは「よいオッパイ」、出ないオッパイは「悪いオッパイ」でしかない。それが、同じ母親の同じオッパイであるということなどは顧慮しない。その場その場の欲求を満たしてくれるかどうかが、「よい」「悪い」の基準となる。こうした部分部分で、また、その瞬間瞬間の満足、不満足で、対象と結びつく関係を、クラインは「部分対象関係」と名づけた。

この段階では、自分の欲求充足を邪魔されると、これまで満たされていたことなど関係なく、その瞬間の不満や不快さにすべて心を奪われ、怒りを爆発させ、泣きわめく。このように、自分の思い通りにならないとき、すべての非を「悪い」対象のせいにして、怒りを爆発させ、攻撃する心の状態を、クラインは「妄想・分裂ポジション」と呼んだ。

対象関係が未熟な人では、成人であろうと、この状態に陥りやすい。

「天気予報まで、私を裏切っている」

うつ状態や被害念慮（周囲から責められているという思い込み）から自殺企図を繰り返して

いるある女性は、ある日、落ち込んだときの状況を次のように述べた。

「毎日欠かさずに見ていた天気予報が外れた。私に意地悪をして、わざと外したように思えた。天気予報まで、私を裏切っている。もう何も信じられない気持ちになった」

天気予報という外界の出来事と、自分の内面的な心理状態が、半ば混同されてしまっていた。雨が降って、洗濯をしようと思っていた予定が狂わされたとき、計画通りにいかなかったことから生じる苛立ちが、天気予報が外れたという外界の出来事に投影され、天気予報さえもが自分を虐《いじ》めていると感じるのである。女性は、妄想・分裂ポジションの状態に陥っていたと考えられる。ただし、妄想性障害のような固定化した妄想とは異なり、それは一過性に解除され、そう考えたことが現実的ではなかったことを理解することができる。境界性パーソナリティ障害では、こうした状態がしばしば見られる。

それに対して、離乳期頃から徐々に発達してくるもう一つの段階がある。その頃には、子どもは母親が一人の独立した存在で、自分の欲求を常にすべて満たしてくれるわけではないことを少しずつ理解するようになる。さらに、成長するにつれて、自分にとって都合のいい「よい母親」も、欲求を満たしてくれない「悪い母親」も、どちらも一人の同じ母親であることがわかり、どちらも受け止めることができるようになる。そうなると、自分の都合や欲求だけでなく、相手の都合や気持ちにも目がいくようになる。よい部分も悪い部分も含めた対象とのトータルな関わり方を、クラインは「全体対象関係」と名づけた。

全体対象関係の発達とともに、子どもたちには、それまで見られなかった状態が見られるようになる。母親に叱られたり、母親が悲しそうにしたときに、ただ泣きわめいて怒りや不満を爆発させるのではなく、自分の非を感じて、しょんぼりするという反応である。このように、問題の非が自分にあると受け止めて、沈んだ心の状態を「抑うつポジション」と呼んだ。

だが、自分の非を認めることには苦痛が伴う。そのため、それを強がりによってはね除《の》けようとする反応も起きる。抑うつポジションを避けるために、強気な態度をとり、自分を守ろうとするメカニズムが「躁的防衛」である。境界性パーソナリティ障害の人では、うつになるのを防ごうと、しばしば躁的防衛が見られ、心にもない強気な態度や居丈高な態度をとってしまうことが見られる。その一方で、躁的防衛が破れると、急に弱気になり、すべてがダメだと思って、深く落ち込んでしまいやすい。周囲の人は、躁的防衛の鎧を真に受けないことがポイントになる。

これらの理論は、児童の精神分析から生み出されたものだが、境界性パーソナリティ障害の人の心の動きを、実に見事に説明している。

ある二十代の女性は、自分の浮気が原因で、長年つき合っていた恋人と別れてしまったとき、「どうせ別れたかったので、清々した」と意気軒昂で、別れた恋人の悪口を言っていた。しかし、新しい恋人との関係がうまくいかなくなったとき、急激に抑うつ状態になり、前の恋人にした仕打ちを後悔し、自分を責め始めた。

過去の人物の影響がたち切れない

さらに複雑なのは、投影性同一視という心理メカニズムで、これは過去の人物との関係を、目の前の人物との関係と混同してしまうものである。

たとえば、かつて父親にかわいがられた人や父親を幼くして失い、父親というものに憧れを抱いていた女性では、年上で自分のタイプの男性に、理想の父親像を投影しやすい。急速に親しみを見せ、馴れ馴れしくしてくる。そこで、距離を崩して、馬脚を見せると、彼女はたちまち幻滅し、非難や攻撃を浴びせてくることになる。逆に、父親に対して強い反発や葛藤を抱えている人では、年上の男性に対して試すようなことをしたり、必要以上に挑戦的になったりする。それで、失望させるような冷静さを欠いた反応をしてしまうと、つまらない奴だと嘲《あざけ》られることになる。

一方、母親に対して反発が強い女性では、母親と性格や印象が似た女性に対して、批判的な見方をすることが多い。母親にべったり依存していた人や、幼い頃に甘え損なった人では、母親的な人にまとわりつき、優しさや関心をもらおうとする。

その人の過去の対人関係の歴史によって、現在の対人関係のパターンが左右される。何となく接しづらいと感じるときや、初対面とは思えないような親しみを向けられてくるときも、そこには過去の対人履歴が反映されていることが多い。

これは、アメリカの精神科医ハリー・スタック・サリヴァンが、「パラタクシス的（並列的）な影武者」と呼んだものである。患者は、目の前の人を相手にしながら、それと並行して、過去において、その人に関わった人物を相手にしているのである。

このような特性のため、境界性パーソナリティ障害の人を支えようとする人は、本人だけでなく、本人に関わりのある他の人物との関係にも、間接的に巻き込まれることになる。背景まで明らかにならなければ、行動の意味は見えてこないのだが、「あれっ?」と感じた疑問には、大抵、重要な意味が隠されている。本格的な治療では、過去の親子関係や対人関係に遡り、整理することにより、過去の亡霊の支配から解放することが必要となってくる。

母親から虐待を受けて育ち、気分の浮き沈みと自殺念慮を抱えた十六歳の少年は、かまってもらおうと些細な要求や身体的訴えを頻繁に繰り返した。スタッフが対応を渋ると、怒りを爆発させ、暴言を吐いたり、大きな音を立てたりした。そのことを注意されると、最初は怒りを爆発させるが、いつも最後は泣いて謝るということを繰り返した。そうしたことが続いたある日、また同じパターンのことを繰り返した挙げ句、涙を流して謝りながら、「いつも、僕はこうするんです。僕が悪くなくても、いつも頭を下げて自分から謝るんです」と言った。誰に対して、そんなふうにするのかと訊ねると、母親に対してだと答えた。少年は、虐待を加えていた母親に対して行っていたことを、シチュエーションが変わっても繰り返していたのだ。

本心とは逆の反応をする

基本的安心感の乏しさや不安定な対象関係と関連して見られやすい特徴として、矛盾するような反応を起こしやすいということがある。愛情や関心がほしいのに、背を向けたり攻撃してきたりするという逆説《パラドキシカル》的な反応は、愛情飢餓や見捨てられ状態の中で身につけやすいものであるが、接するのが難しい一因ともなる。

愛情飢餓がある子どもでは、よくパラドキシカルな行動パターンが見られる。わざと困らせることをしたり、陰で悪いことをしたり、信頼を裏切るような行動をとる。「情緒障害」という名で呼ばれてきた子どもたちが示す行動パターンは、境界性パーソナリティ障害の青年や大人が示すパラドキシカルな行動パターンと明らかに連続性をもったものである。

こうした子どもたちに日頃から触れている人にとっては、境界性パーソナリティ障害の心理は、非常にわかりやすいものである。年齢が上がり、知的能力や言語能力が高いという違いはあっても、その根底にあるものは共通しているのである。

「意地っ張りで頑固」に振る舞ったり、素直になれずに心を閉ざしたり、わざと困らせるように見える行動パターンは、実際には、わざとというよりも、せっぱつまってそうしてしまうという方が適切だと思うが、こうしたパラドキシカルな行動パターンの理解なくしては、境界性パーソナリティ障害にうまく対処することはできない。

こうしたパラドキシカルな行動への対処において、もっとも重要なことは、表面の行動に反応せずに、その根底にあるものを汲み取った対処をするということである。

過剰に反応してしまう

境界性という言い方は、先にも述べたように、当初、精神病と神経症の中間、あるいは精神病と正常の境界線という意味で用いられたが、当時、「精神病」という名のもとに想定されていた疾患は、統合失調症であった。つまり、七〇年代頃までの考え方は、境界性パーソナリティ障害を、統合失調症と神経症の境界的状態と見る考え方が主流だった。被害的な認知や統合的な機能の弱さ、一過性の精神病的状態が見られるという点で、統合失調症との共通性が重視されたのである。

ところが、八〇年代頃から、大きく状況が変化する。遺伝的背景を調べてみると、むしろ感情障害との関連が強いということがわかってきたのである。そうした報告が相次ぐ中で、感情のコントロールの問題が重視されるようになってきた。折しも、八〇年代から九〇年代にかけて、情動というものの重要性が見直された時代であった。神経科学の進歩により、情動とそれを制御する脳内のシステムが次第に明らかにされるとともに、臨床の場でも、情動の制御をターゲットとした治療法が確立されてくる。その一つは、気分安定化薬などを用いた薬物療法の進歩であり、もう一つは、認知を修正したり、適切な反応パターンを学習することにより、情動のコントロールを改善しようとする認知行動療法の発展である。

認知行動療法から、境界性パーソナリティ障害に特化した治療法を確立したマーシャ・リネハンも、境界性パーソナリティ障害の基本症状を、情動のコントロールの問題だと考えている。情動とは、怒りや悲しみといった、生存に関わる強い感情のことである。通常の状態では、情動は穏やかにコントロールされていて、泣いたり憤慨したり、脅威を感じたりということは普段の生活において、そうやたらに起きないようになっている。自分の安全や尊厳が重大な脅威にさらされるとか、特別によいことや悪いことがあったときだけ、それは強く興奮して、行動を引き起こす。

ところが、情動のコントロールがうまくいかないと、些細なことにでも過剰な反応を生じたり、極端な言動となって現れたりしやすくなる。それが変動の激しさとして、周囲に感じられることになる。リネハンによれば、情動のコントロールがうまくいかないことが、行動や対人関係、アイデンティティの面での不安定さにもつながり、それらにおいても、同じように極端な変動が見られやすくなる。

根本的な問題として、情動のコントロール不全があり、そこから行動、対人関係、自己同一性、認知の面でも、不安定でコントロールを失った状態が現れやすいという考え方も支持を得てきている。

この情動のコントロール不全という問題には、二つの側面がある。一つは、気分や感情の微妙なコントロールがうまくいかず、気分のアップダウンが激しいということである。

そして、もう一つは、とても傷つきやすく、一見些細に思える出来事に対して、過剰な情動反応を引き起こすということである。前者は、躁うつ的な気分のコントロールの問題であり、後者は、ＰＴＳＤ（心的外傷後ストレス障害）として知られるような、心の傷を抱えていることから生じる過敏さの問題である。

傷つけられる体験をすれば、その不快な記憶は、扁桃体や海馬に刻みこまれる。そして、同じような状況に再び出くわしたとき、情動的な興奮が起こり、ネガティブな感情に囚われ、攻撃的、あるいは、逃避的な反応が起きる。こうした情動的反応は非常に強力なので、理性によるコントロールが難しい。

そうした傷つきやすさのために、周囲の人には何げない状況や言葉も、その人の心を抉《えぐ》り、平静さを失わせる。追いつめられた気持ちになり、自分でも損だとわかっている行動をとってしまう。周囲が腫れ物に触るようになったり、薄氷を踏むように生活することになったりするのも、こうした傷つきやすさのためである。そこには傷つけられた過去の体験が関係している。

好奇心旺盛だが、飽きっぽい

情動のコントロールが弱いことと関連がある特徴として、新奇性探求という傾向が高いことも、このタイプの特有の行動パターンに影響している。新奇性探求とは、新しいものに対して好奇心が強く、真新しい刺激や変化を積極的に求める傾向である。気が散りやすく、飽きっぽい傾向や、感覚的に優れ、創造性や自己表現に優れた傾向も見られる。こうした特性は、詩人や作家、ミュージシャンや俳優などの芸術家に、この障害が多いことと関係があるだろう。新奇性探求は、薬物乱用とも関連が高いとされる。

新奇性探求は、生まれつきもった素質的要素が強いと考えられており、性格というよりも、気質と呼んだ方がよい特性だとされる。境界性パーソナリティ障害のすべての人に当てはまるわけではないが、典型的なタイプには、概《おおむ》ね当てはまる傾向である。このタイプの人の中には、子どもの頃、注意欠陥／多動性障害（ADHD）の傾向を示した人もいる。虐待を受けたケースでは、ADHDの傾向を示しやすい。

詩人のボードレール、ランボー、作家のアルベール・カミュ、フランソワーズ・サガン、女優のマリリン・モンロー、ジェーン・フォンダ、写真家のロバート・キャパなど、このタイプが推定される芸術家は枚挙に暇《いとま》がない。

詩人ランボーの場合

十六歳のときに書いた詩で、ヴェルレーヌを驚倒させ、フランス詩壇に彗星のごとく現れた、詩人ランボー。わずか三

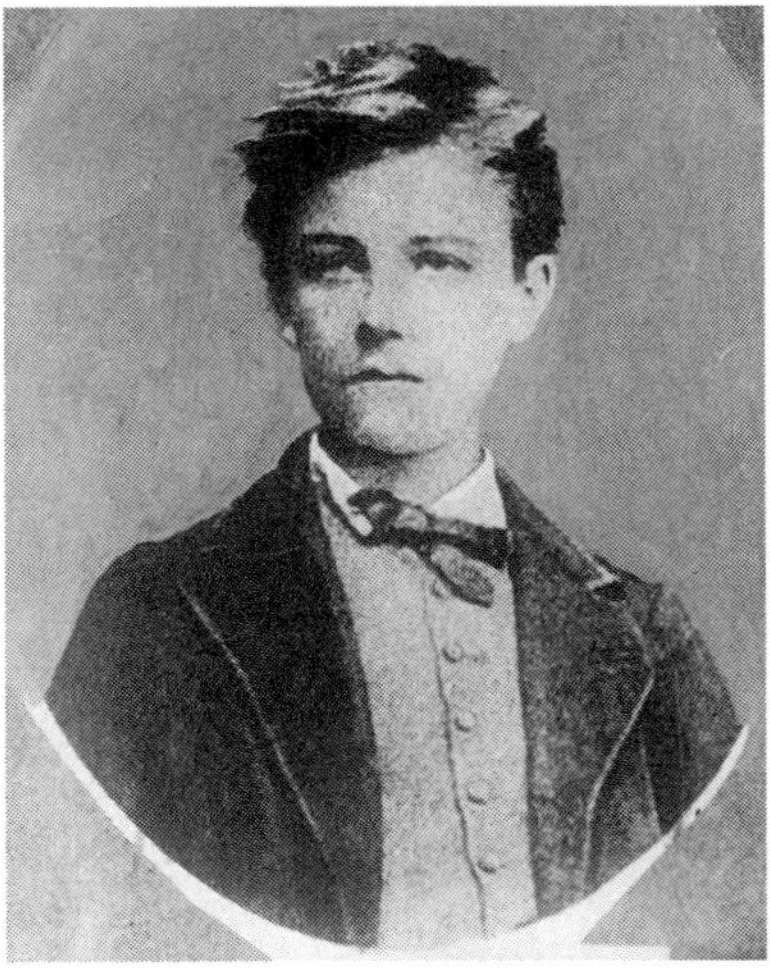

アルチュール・ランボー（© ROGER_VIOLLET）

年の間に、『地獄の季節』『イルミナシオン』など、「言葉の錬金術」と呼ばれた新鮮な詩のスタイルを確立したが、一方で、不安定で研ぎ澄まされた感性と空虚感を抱え、家族に対する屈折した思いを引きずりながら、あてどもない遍歴に生涯を費やした人物でもあった。

その根底には、母親との歪《いびつ》な関係があった。母親は気むずかしく、頑固で、あまり愛情深いとはいえない女性で、母子家庭となってからは、ランボーは反抗や家出を繰り返すようになった。十六歳のときには、詩人ヴェルレーヌに手紙を書き、認められると、パリに出て、ヴェルレーヌと暮らし始め、禁断の関係になる。だが、感情のもつれから、ヴェルレーヌがランボーを拳銃で撃つという事件を起こす。ランボーの怪我は軽傷だったが、ヴェルレーヌは投獄される。

ヴェルレーヌと決別後、書かれたのが、『地獄の季節』である。十九歳のとき、詩作に決別すると、六年の契約でオランダ軍の傭兵に志願し、バタヴィア（現在のジャカルタ）に渡ったが、軍を脱走。英国船の船員となり、フランスに戻った。その後もヨーロッパを放浪し、その日暮らしの生活を続けた。二十六歳でアフリカに渡ると、それから骨肉腫で亡くなるまでの十一年間を、灼熱の砂漠で商人として過ごした。その間に、もはや詩を書くことのなかったランボーは、家族に宛てて百通あまりの手紙を書き残している。家族の愛を求めつつも、それだけの距離を隔てなければ、バランスが保てない心の傷があったに違いない。その人生自体が、自傷行為のようにも思える生き様だった。

両極端にしか考えられない

情動のコントロールには、二つのプロセスがある。一つは、欲求や感情を直接コントロールする働きであり、もう一つは、外界からの情報の受け止め方、つまり認知をコントロールすることで、間接的に情動をコントロールする働きである。前者をターゲットにして訓練するのが行動療法であり、後者をターゲットにして改善をはかるのが認知療法である。

認知という観点で見ると、境界性パーソナリティ障害の根本障害の一つは、両極端で二分法的に陥りやすいということである。黒か白か、0%か100%か、成功か失敗か、敵か味方かというように、中間がなく、両極的な見方に偏ってしまいやすい。

「一つうまくいかないことがあると、何もかもすべてがうまくいかないように思える。何もかも厭になって、すべて投げ出したくなる」

「失敗したら後戻りできない。喧嘩して、また仲直りをするというのが考えられない。失敗したら、逃げればいい、会わなければいい、見なければいいと思ってしまう」

境界性パーソナリティ障害で見られる、対人関係や気分の面での両極端な変動を生み出したり、増幅したりする原因となっているのが、この二分法的認知である。二分法的な見方に囚われているとき、本人はそれがまったく正当な受け止め方だと思い込んでいる。しかし、それが現実を正しく評価、反映したものでないことは、冷静に考えれば明らかである。現実の物事は、完全によいものもなければ、完全に悪いものもない。ましてや、完璧な善人もいなければ、完全な悪人もいない。現実の存在はさまざまな面をもち、状況によっても揺れ動くものである。そんな現実を全か無かで判断するということは、現実を過度に美化しているか、過度に悪く見ている。つまり、現実をありのままには見ていないということである。

そんな現実に対して、二分法的な見方を当てはめるとどうなるかといえば、もっとも起こりやすいことは、初めのうちは過剰に理想化し、少しでもアラが見え始めると急に失望を感じ、今度はすべてを貶《けな》し始めるということである。

二分法的認知は、幸福よりも不幸を引き寄せる本性をもっている。たとえ、どんなに親切で心優しい人が、その人のために一肌脱いでくれたとしても、少しでもアラや不満な点を感じた瞬間、裏切られたと感じ、怒りすら覚えてしまうのである。最終的な評価は0点どころか、期待を裏切ったという点で、マイナス100点ということになってしまう。

そうした変わり身に対して、援助する側も裏切られたと感じ、怒りを覚えやすい。それが何度か続くうちに、また同じことの繰り返しかと思い、いい加減にしろと関わりを拒否したくなっていく。

だが、もっと厄介なのは、自分の思い通りになる人は「いい人」、ならない人を「悪い人」とみなして、周囲を分断していくことである。「いい人」に「悪い人」からされた仕打ちを訴え、一層同情を引くとともに、「あなただけがわかってくれる」と「いい人」をもち上げ、知らず知らずコントロールしていく。

その結果、その人を支えているはずの人たちの間で反目や対立が起きてくる。「いい人」はその人を守ろうと救済者のように振る舞い、「悪い人」は、あれは甘やかしているだけだと非難し、非情な迫害者の役を引き受けてしまう。

これは、境界性パーソナリティ障害の人の心の中に起きているのと同じことが、援助する側にも引き起こされているに過ぎない。こちらも、いつしか、二分法的認知に取り込まれているのだ。人間の心というのは不思議なもので、相手の中に起きている心理状態が、接しているものにも、そのまま乗り移ってしまいやすい。好感情を向けられると味方になりたくなるが、ネガティブな感情を向けられると、支える側も、ネガティブな感情に囚われてしまいやすい。

元々情動のコントロールが弱い人では、境界性パーソナリティ障害の人の苛立ちや怒りが、そのまま伝染してしまう。そのさまは、第三者が見ていると、まるで火が燃え移ったかのようだ。援助する側の方が大騒ぎすることもある。

燃えている人を助けるのに、自分も一緒に燃えてしまっては、助けにはなれない。冷静に、燃えない恰好で近づき、消し止める必要がある。つまり、情動をコントロールし、相手の感情の渦や二分法的思考に巻き込まれないことが求められるのである。支える者の間で、十分な連携と方針の共有が不可欠である。

後でも述べるが、境界性パーソナリティ障害からの回復を助けるということは、不適切な反応を修正し、適切な反応の仕方を学ばせるということである。学ぶのに必要なのは、手本である。よい手本を示すこともできないのに、相手によくなることを期待することは、英語が喋れない教師が、生徒に英語を喋れることを期待するようなものである。逆にいえば、周囲が英語を喋っていれば、放っておいても、本人も英語を喋り出す。パーソナリティ障害の治療も、多分に、同じ原理に則っている。

また、境界性パーソナリティ障害の人が、この障害を克服していくためには、まず二分法的な認知の傾向を自覚することである。二分法的認知は、わざわざ幸福を不幸に変えてしまう認知である。生きづらさを生きやすさに変えていくためには、実は周囲の状況を変えていくのではなく、自分自身の受け止め方を変えていくことが、もっとも重要なのである。そのことを悟ると、人生は違った見え方をしてくる。

正反対の感情を併せもつ

二分法的認知とともに、このタイプの人が抱えやすい認知、感情の特徴として、アンビバレンス(両価性/一つのものに対し、相反する感情が存在すること)がある。どちらも、両極端な考え、感情に関わる問題であるが、二分法的な認知とは似て非なるものである。アンビバレンスでは、正反対の考え、感情のどちらか一方ではなく、両方が併存している。どちらも統合機能の弱い状態で強まりやすいが、アンビバレンスは、より重い状態で顕著となりやすい。

たとえば、「愛している」と「憎い」という二つの感情が併存する場合、元々は、自分を捨てるに違いないという被害者的な考えが媒介することによって生じたものだった。しかし、そうした思考や感情パターンが慢性化することによって、生じた理由が自覚されることなく、正反対の感情を常に抱いてしまうことも珍しくない。幼いうちから虐待を受けたり、愛情剝奪を蒙ったりしたようなケースでは、自我の統合性が弱く、そうしたことが起こりやすい。

こうしたタイプの人と関わる場合、一度に二つの感情をぶつけられ、戸惑うことになる。信頼され、好意をもたれていると思っていると、正反対のことをされ、不可解な気持ちに陥らされる。このアンビバレンスと関係して見られやすい状態が、ダブル・バインドである。優しくしてほしいという気持ちと、近寄るなという気持ちが、同時に二つのメッセージを送り出すため、相手はいったいどうしたらいいのかと、二重拘束《ダブル・バインド》された状態となり、方向性を失ったり振り回されたりしやすい。どちらの気持ちも本心なのである。それを統合的に理解し、右往左往しないことがポイントになる。

境界性パーソナリティ障害の親は、知らず知らずのうちに、そうした反応を本人に対してとっていることがある。口では、優しいことを言うが、顔つきや空気が本人を拒否していれば、それも、ダブル・バインドの状態を生み出す。専門家でも同じである。それは、本人の中のアンビバレンスを強める。いいことばかりを期待すれば、本人の悪い感情の部分は、陰で悪さをすることになり、陰ひなたのある二面性を強めてしまう。

そうした状況を防ぐためには、いいことばかり、悪いことばかりを言わないことである。また、本人にいいことばかり言わせずに、悪いこと、マイナスなことも、言えるようにすることである。本人が両方の気持ちがあって当然なのだということを理解し、ありのままに受け止め、ありのままに口に出すことが、アンビバレンスを改善し、バランスのよい統合を助ける。

境界性パーソナリティ障害の人が見捨てられ不安を感じやすく、対人関係が不安定になりやすいことは前章でも見たが、その根底にある問題として、拭いがたい愛情飢餓と関心への渇望を抱えていることが指摘できる。

その背景には、幼い頃に味わった愛情を脅かされる体験が関係していることが多い。表面的には、愛情深く、普通に育てられているように見える場合も、本人は親に愛されなかったという意識を抱いていることが多い。甘えられなかったという言い方も、よく出合うものだ。

もっとも愛情を奪われることに敏感な臨界期に受けた心の傷は、長くその心に刻み込まれ、見捨てられることに対する過度な不安や人の関心を惹こうとする傾向となって、早くから現れていることが多い。

人によっては、そうした顕示的な傾向や関心への渇望は、一旦抑圧され、思春期頃から、再び顕在化する。

作家太宰治も、境界性パーソナリティ障害を抱えていたことが指摘されているが、彼が自殺未遂をする前に遺書として書かれ、最初の作品ともなった『思い出』の中で、次のように記されている。

「学校で作る私の綴り方も、ことごとく出鱈目《でたらめ》であったといってよい。私は私自身を神妙ないい子にして綴るように努力した。そうすれば、いつも皆にかっさいされるのである。剽窃《ひょうせつ》さえした。当時、傑作として先生たちに言いはやされた「弟の影絵」というのは、なにか少年雑誌の一等当選作だったのを私がそっくり盗んだものである。（中略）

しかし、私が綴り方へ真実を書き込むと必ずよくないことが起こったのである。父母が私を愛してくれないという不平を書き綴ったときには、受け持ち訓導に教員室へ呼ばれて叱られた。」

（太宰治『思い出』一部現代仮名遣いに）

根底では自分を否定している

関心への渇望や見捨てられ不安の根底にある問題として、強い自己否定がある。境界性パーソナリティ障害の人が繰り返し自傷や自殺企図を行うのも、その根源をたどると、深く根ざした自己否定という問題に行き着く。

「生きていても意味がない」「何の価値もない」「誰にも愛してもらえない」という気持ちにしばしば陥り、そのことを口にする。人によっては、もっと激しく「生まれてきたことが呪わしい」「自分を跡形もなく消し去りたい」と、存在することへの強烈な呪詛《じゅそ》を語ることもある。

境界性パーソナリティ障害の人は、自分を大切にすることができない。過度に粗末に扱ったり、自らを貶めたり、傷つけてしまうこともある。それは、彼ら自身が、彼らを守ってくれるはずの人から、かけがえのない大切なものとして扱われず、否定されたり、傷つけられたりしてきた結果であることが多い。

だが、半分くらいの親たちは、その人に寂しい思いをさせたり、上手に愛してやることができなかったことを認める一方で、残り半分くらいの親たちは、自分はこの子のために精一杯頑張ってきたつもりなのだがと、腑に落ちない顔をする。この子は、昔からわがままで、強情で、どれだけ手を焼かされてきたか、困りものだったかと強調することもある。

そうした両親に共通するのは、とても常識的で、倫理的にもきちんとしているが、自分たちの視点からしか相手のことを考えられず、その子の視点に立って気持ちを汲むということができにくいということである。

両親のどちらかが、情動的に過剰反応しやすく、自分の基準と違うことをすると、許すことができず、見捨てると脅したり、全否定するような言い方で責め立ててきたということも多い。親の側には、その子に正しいことを教え、導こうとして一生懸命だったという思いしかない。

薬物乱用と不安、うつ症状のために医療機関にやってきた女性は、十九歳という年齢にしては、小柄で、幼い顔立ちをしていた。その顔はあどけないというよりも、親から愛情をもらえなかった人に特有の、幼いまま歳だけとってしまったというような、陰気な暗さがあった。

小学四年のとき、いじめを受けたのがきっかけで、ひきこもりの状態が続いていた。彼女は極度に自分に自信がなく、毎日が不安でたまらず、その不安を薬物で紛らわしていた。彼女にとって、生きることは不安で苦痛なばかりであり、楽しみを感じることはほとんどなかった。ただ、薬物で不安と苦痛から逃れることだけが、彼女をほっとさせた。

女性には、一つ年上の姉と三つ下の弟がいたが、内気でおとなしい彼女とは対照的に、姉は明るく活発で、積極的な性格だった。両親は、性格明朗で成績もよい姉の方ばかりをかわいがり、彼女はいつも皮肉っぽい目で見られ、褒められた記憶もないほどだった。

小学四年で不登校になったときも、親は子どもが学校に行くのは仕事だからと登校を迫り、いじめられるのは、あなたの性格が暗いからだ、と言われたという。

女性は十九歳の今も、親の愛情と関心にこだわりを見せていた。できれば母親に一緒に寝てほしいと思っているという。だが、そんなことを絶対してもらえないこともわかっていると言う。なにしろ、親は、彼女の顔を見るのも厭だと、断言しているのだから。

虐待のように本人の尊厳を直接的に損なう行為はいうまでもないが、案外、親が何気なく行っている接し方、たとえば、ちょっとしたからかいや、半ば冗談のように口にしている言葉や口癖、親からすれば、些細なことに思える対応の違いが積み重なるにつれて、その人の人生をねじ曲げてしまうほどの影響を及ぼすことがある。こうしたケースは、一人ひとりに対して、自己否定ではなく自己肯定を育む対応が、日頃からいかに大切かを教えている。

親に対して強いこだわりがある

境界性パーソナリティ障害の人は、例外なく、親に対して強いわだかまりを抱いている。それは、求める気持ちと拒否する気持ちが同居したアンビバレントな葛藤である。親に「甘えたいのに、甘えられない」という人が多い。そして、大多数の人が、親から認めてもらえていないという気持ちに心を腐らせている。それが、自己否定感とも分かちがたく結びついている。

自分の親について、過度に理想化したり、失望を味わったりという状況が必ず見られる。実の両親に育てられたケースでも、そうしたことは起きる。特に親の価値観や期待を押しつけられ、支配されすぎて育った子どもでは、支配され続けるにしろ、その支配から離反するにしろ、親の価値観が子どもに影響を与え続ける。親が立派すぎても、子どもには重荷になる。期待に応えられないことは罪悪感となり、その心を苛《さいな》む。

ましてや、実の親の愛情さえ知らずに育った人では、その思いは複雑で、幻想を膨らませたり、悲しい幻滅を味わったりを繰り返す。

自分を愛してくれる親という存在を、しっかりと心の中に取り込むことのできた人は、自分の心を支える確かなものをもつことができる。しかし、それが手に入らなかった人は、いつまでも親にこだわり続け、空しく幻を追い求めることになりやすい。

「母には、私の葬式に来てほしくない」

一年の間に十回もの自殺企図を繰り返したある女性は、強烈な希死念慮に囚われていた。ある日、将来の家庭の話をしようとした折、こう語ったのが印象的だった。

「自分の母が嫌いなので、子どもがほしいと思わない」

母親に対する傷ついた思いが、今も血を流しているように感じた。

女性の母親は、生後二十日で置き手紙を残して失踪し、伯父夫婦が養父母となって育てる。小二のとき、友達の話から実の親でないことを知る。「泣きながら帰ったら、本当だった」。優等生で頑張り屋、「手のかからない、何でもできる子」だった。小五のとき、母親の見舞いに行って、実母と再会。母親は覚醒剤依存で精神病院に入院していたのだ。「こんなふうには、なりたくないと思った」と言う。中一までは成績は5と4のみで、部活でも活躍した。

だが、中学の部活でつまずき、養父母に対して反抗的になると、養父母は、「母親とそっくりだ。母親のところへ行け」と言った。その頃から、やり場のない思いが女性の心を覆うようになり、リストカットも始まる。そこへ、ひょっこり母親が現れた。中二の夏だった。女性は母親と暮らし始める。そのことをすぐに後悔したが、母親に気に入られようと、我慢して暮らした。母親がしていた覚醒剤の密売の手伝いまでした。ところが、その年の秋、母親の彼氏にレイプされる被害に遭う。母親は女性をかばうどころか、急に彼女に対して冷たくなり、結局、喧嘩別れになった。

それから、生活は一気に乱れ、倍も歳の違う暴力団関係の男と交際するようになる。覚醒剤もやった挙句、十八歳のとき、覚醒剤の売人の彼氏に、罪をかぶらされて逮捕されてしまった。

女性は、自殺企図した翌日、母親への裏返ったこだわりを次のように表現した。「生んだ母は嫌い。私の葬式に来てほしくない」と。

萎縮した自己愛を抱えている

境界性パーソナリティ障害を理解する上での、もう一つの有用な視点は、この障害を自己愛の観点から理解することである。その場合、境界性パーソナリティ障害は、自己愛障害の一つのタイプ、つまり自己愛が萎縮したタイプの自己愛障害として理解される。それに対して、過剰な自信や傲慢な態度を特徴とする自己愛性パーソナリティ障害は、自己愛が肥大したタイプだといえる。

有名なハインツ・コフートの自己心理学によれば、人は幼い自己愛が程よく満たされることによって、より成熟し、現実とバランスのとれた自己愛を獲得していく。自己愛の発達ラインには大きく二つあり、一つが誇大自己であり、もう一つが親のイマーゴ（強い影響力を持つ内面的な像）である。誇大自己は、自分を神と錯覚したようなもっとも未熟な自己愛であり、顕示的欲求や万能感を特徴とする。一方、親のイマーゴは、親を神のように絶対視し、畏怖することによって、対象に投影された自己愛である。子どもの自己愛が健全に成長するためには、両者が程よく満たされ、かつ、徐々に断念させられることが重要である。ところが、何らかの事情で、あまりにも早急にくじかれたり、逆に支配されすぎると、自己愛の成熟不全が生じる。その結果、誇大自己や親のイマーゴが、いつまでも幅を利かせ続けることになる。

コフート自身は、自己愛性パーソナリティ障害の治療理論として、この理論を生み出したのであるが、その後、彼の理論が境界性パーソナリティ障害にも適用できることがわかってくる。ただし、両者には大きな違いがある。自己愛性パーソナリティ障害の人では、誇大自己が肥大しているのが特徴であるのに対して、境界性パーソナリティ障害の人では、親のイマーゴが肥大しているのが特徴である。

自己愛性パーソナリティ障害の人では、親のイマーゴを押し返すだけの強力な誇大自己を備えていて、滅多に押しつぶされることのない強さをもつが、境界性パーソナリティ障害の人では、親のイマーゴが強力であり、誇大自己のパワーは弱々しい。親のイマーゴの圧力を押しのけるために、何とか誇大自己を膨らませてバランスをとろうとするが、ともすると脆弱な誇大自己は、栓の抜けた風船のように萎んでしまいがちだ。境界性パーソナリティ障害の人では、膨らませようとしても、すぐに萎みがちな誇大自己と、抱えきれないくらい大きな親のイマーゴを背負っているのである。

その結果、自己愛は、非常に不安定な構造をもち、絶えず努力していないと支えきれなくなって、落ち込んでしまう。自分に対する評価も厳しく、否定的で、罪悪感を抱きやすい。沈みがちなのを何とか支え、浮揚させようとして、誇大自己の顕示的願望や万能感的な欲求を満たしてくれることにのめり込んでいく。あるいは、親のイマーゴの理想化願望を満たしてくれる存在との関係に救いを求めていくが、親のイマーゴは巨大すぎて、現実の存在の方が、期待を裏切ってしまうのである。

誇大自己と親のイマーゴがバランスよく成熟し、現実と折り合いをつけていくことが、本来の自己を現実化していくことにつながる。しかし、境界性パーソナリティ障害の人では、親のイマーゴのネガティブな支配が強すぎる。それによって、自己肯定感が培われていないだけでなく、誇大自己の願望も顧みられることなく幼い段階で打ち捨てられることにより、うちに顕示的願望を秘めている。自己否定と自己顕示のアンバランスな葛藤の中に置かれている。

自己心理学的に説明すれば、うつ状態に陥りやすいのも、親のイマーゴが強すぎて、誇大自己の発達が貧弱なためだといえる。気分や対人関係の不安定さは、親のイマーゴの支配と、それを跳ね返そうとする誇大自己の万能感や顕示的欲求が、絶えず鬩《せめ》ぎ合っているのだが、ともすると、親のイマーゴの方が優勢となって、罪悪感や自己否定感に駆られ、打ちのめされてしまうからである。

このタイプの人が、親子関係にわだかまりを抱え、親を心の中で求めながら、うまく甘えることができないと感じている人が多いのも、自己心理学的にいえば、発達途中の親のイマーゴから卒業できていないことと関係している。

「本当の自分」が「偽りの自分」を拒絶している

境界性パーソナリティ障害の根底にある基本障害として、統合機能や自我機能の脆弱性、情動のコントロール不全、二分法的で自己否定的な認知などを指摘した。また、その背景には、見捨てられ体験にもとづく愛情飢餓や親との葛藤、傷ついた不安定な自己愛の問題があることを見てきた。それらを、もっと全体的な観点で眺めると、どういう意味をもつのだろうか。

その問いに対する一つの答えとして、境界性パーソナリティ障害を、自己確立過程の障害として見ることができるだろう。境界性パーソナリティ障害の人は、自分が自分であることに、自分が自分になることに困難を抱えているのである。本来の自分になろうとする過程が、うまくいかないのである。次章でも見ていくが、幼い頃から身に受け、身につけてきた問題のために、与えられてきた自分自身と、これから生まれ変わろうとする本来の自分自身の間で、スムーズな移行が行われず、軋轢《あつれき》が起きてしまいやすいのである。その結果、親からの借り物である「偽りの自分」に対して、「本当の自分」が拒絶反応を起こしてしまっている。

自己を確立するには、一旦、かつての自分を否定し、正反対の自分を打ち立てる段階を経て、その両者を統合した新しい自分へと至るという弁証法的なプロセスを経ることである。そのことを理解せずに、以前のままの自分にしがみつこうとしたり、中間段階として現れた「正反対の自分」を拒否したりすれば、その過程は、よけい難産となる。

ネガティブな体験に脳が反応する

では、こうした状態は脳機能の観点から見ると、どういう病態を反映したものなのだろうか。

最近の研究から、気分や感情のコントロールは、情動の中枢である扁桃体などの大脳辺縁系と、それを制御する前頭前野の働きのバランスにより行われていると理解されている。扁桃体は、ポジティブな体験よりも、自分が脅かされたネガティブな体験に対して敏感に反応する。過去において、ネガティブな体験を多くしていると、扁桃体は、よりいっそう過敏に反応するようになると考えられる。ことに幼少期に、安全や愛情を脅かされた経験があると、ネガティブな情動が引き起こされやすくなる。

一方、それを制御する役割をするのが、主として腹内側前頭前野である。この領域は、善悪や損得を考え、不利な行動にはブレーキをかけ、有利な行動にアクセルを踏む役割を担っている。この領域が、何らかの要因でうまく働かなくなると、情動をうまくコントロールできず、一瞬の激情のために、不利な行動を衝動的に行ってしまうことになりやすくなると考えられる。実際、危険な自殺行動を繰り返す人では、この領域の活動が低下しているとの報告もある。扁桃体が過剰反応しやすくとも、前頭前野がしっかりと手綱を握っていれば、危険を回避することができることになる。

しかし、現実に起こりがちなことは、ネガティブな体験を多くした人では、扁桃体が異常な反応を起こしやすいだけでなく、腹内側前頭前野の機能も低下していることが多いということである。これはおそらく、扁桃体の過剰な興奮が、前頭前野の発達に悪影響を及ぼすためであろう。

また、薬物、アルコールの使用や嗜癖的な行動にのめり込むことは、よけいに前頭前野の働きを低下させてしまうことが多い。ネガティブな感情や気分を紛らわすために薬物乱用や飲酒に頼るようになると、悪循環を形成していっそう衝動的になり、感情のコントロールも悪化する。

それに対して、治療は、前頭前野の制御機能を高めることと、扁桃体などのネガティブな過剰反応を抑えることである。

前者を主なターゲットにしているのが、認知療法等の精神療法やスキルトレーニング、ＳＳＲＩなどの抗うつ剤を用いた薬物療法であり、後者をターゲットにしているのが、心的外傷体験への暴露療法や表現的治療法、気分安定薬や非定型精神病薬を用いた薬物療法であるが、多くの治療法は、両面の効果をもつといえるだろう。

第四章　境界性パーソナリティ障害急増の本当の理由

境界性パーソナリティ障害が急増しているのはなぜか

境界性パーソナリティ障害を理解し、有効な手だてを施していくためには、その原因や背景についての理解も不可欠である。境界性パーソナリティ障害が発症する要因としては、大きく遺伝的要因と、環境的要因に分けて考えられることが多い。どういう環境で育ったかという環境的要因も大きいが、その一方で、遺伝的要因の関与もかなりあることがわかっている。

つまり、そうした状態になりやすい傾向をもった人に、不利な環境的要因が加わったときに、発症しやすくなると考えられている。環境的要因としては、親子関係や養育の関与がもっとも大きいが、それ以外の社会的体験の影響も無視できない。養育場面に限らず、心が深く傷つけられる体験や逆境は、境界性パーソナリティ障害の発症要因となることがある。

境界性パーソナリティ障害の要因について考えるとき、浮かんでくる疑問は、境界性パーソナリティ障害が、近年、かくも急増しているのはなぜかということである。その本当の背景を理解するためには、個々のケースの要因について理解するだけでなく、社会全体として、個々の要因に影響を与えているファクターは何かということを考える必要がある。そこから社会的要因というべきものが浮かび上がってくるだろう。

1. 親子関係から分析する

イギリスを中心に発展した児童精神医学の先達であるウィニコットやボウルビィーらの研究によって、乳幼児期に、母親と安定した関係が築けたかどうかが、その後の自我や情緒の安定を左右することが明らかにされてきた。その後の研究により、乳幼児期に結ばれる母親と子どもの愛着の絆が、生涯にわたる基本的信頼感のベースを形作るだけでなく、愛着や対人関係のパターン、さらにはパーソナリティの形成に大きな影響を与えることがわかってきている。

最近の研究では、ごく幼い時期に母親から引き離されたり、安全が脅かされる体験をしたりすると、それは脳の神経細胞レベルや受容体レベルでの変化を、半永久的に残すことが明らかになってきている。何らかの事情で、幼いうちに母親との愛着形成が希薄になったり、あまりにも早く母親から離されたりすると、基本的信頼感やその後の愛着パターンが不安定で、脆弱《ぜいじゃく》なものとなりやすいと考えられる。

虐待やネグレクト（無視・無関心）を受けた子どもに見られやすい障害に、愛着障害と呼ばれるものがある。ごく幼い頃にネグレクトされた子どもは、周囲に対して無関心になり、誰に対しても愛着を示さないタイプの愛着障害を起こしやすい。それに対して、もう少し年齢が上がって、親の愛情を失う体験をした子どもの中には、誰かれかまわずに懐《なつ》くというタイプの愛着障害を示す。その場合、懐いている人がいなくなっても、割合、あっさりと切り替えて、すぐまた次にかまってもらえる人に懐く、というパターンを繰り返す。

それは、境界性パーソナリティ障害の人すべてではないにしても、かなりの割合の人が示す愛着パターンに似ている。そうしたタイプの人では、振り向いてくれる人には、ほとんど見境なく、しがみついていこうとする傾向が見られる。しかし、その人がいなくなれば、またすぐ別に、依存する相手を探す。

こうした行動のスタイルを理解する上で、乳幼児期に培われた愛着という観点は大変助けとなる。

実際、境界性パーソナリティ障害の人の大部分で、生育歴を詳細に点検すると、乳幼児期の愛情喪失体験や見捨てられ体験が見出され、周囲がそれに気づくかどうかは別として、深刻な愛情飢餓感を抱えている。発症まで、何の不満もなく過ごしていたように見えていたケースでも、境界性パーソナリティ障害の状態になった後で、例外なく、そうした体験を語り始め、寂しさをずっと我慢して抑えていたということを訴える。

母親離れがうまくできない

精神分析は、愛着理論とは少し違う観点から、境界性パーソナリティ障害の原因を探ったが、その結論は、重なり合う部分が少なくない。精神分析では、乳幼児期の体験を重要視するが、境界性パーソナリティ障害では、ことに母親との関係、中でも母子分離の時期がポイントとされる。

幼児は、乳離れする一歳半から三歳頃にかけて、徐々に母親からの分離を成し遂げていく。この段階を、マーラーは分離―個体化期と呼び、中でも、その途中で見られるある時期に注目した。その時期、一旦母親から分離しかけていた子どもは、母親を再び追い求めるようになる。そして、この時期を「再接近期」と呼んだ。この「再接近期」をうまく乗り越えられるかどうかが、母子分離をうまく成し遂げられるかの鍵を握るとされる。

カーンバーグやマスターソンらは、境界性パーソナリティ障害の原因を、母子分離の段階でのつまずきにあるとした。

中でも、カーンバーグは、子ども側の要因と親側の要因の両方が関与していると考えた。つまり、子どもが体質的に扱いづらい子で、母親が子どもをもてあましてしまうという場合と、母親側の理由で、子どもの世話に対して十分な関心がもてないという場合である。もちろん、両方の要因が重複していることもある。

一方、マスターソンは、子ども側の要因よりも、母親側の要因を重要視した。ことに、母親が、子どもが母親離れをしていこうとすることに不安を抱き、自分のものとして思い通りに支配しようとする場合がある。そんなとき、母親は無意識のうちに、「母親から自立することは、怖いことやいけないことである」というメッセージを子どもに伝えてしまう。その結果、母親離れをすることは、母親を裏切ることであるような二者択一に子どもを追い込んでしまう。母親にとってのよい子でい続けるために、自立を諦めて母親との絆を優先するか、母親を裏切って悪い子になり、自立を成し遂げるかというジレンマである。そのため、自立しようとすることは、母親から見捨てられるという不安や落ち込みを引き起こす。こうした状況が、後年、他の人物に対しても再現されてしまうと考えたのである。

コフートの影響を受けたアドラーは、境界性パーソナリティ障害の基本病理として、自己対象の形成不全を指摘した。コフートがいう自己対象は、本人の自己愛をいつでも照らし返し、支えてくれる心の中の守り神のような存在である。それは、必要なときに十分な世話や愛情を与えてくれた母親の姿が心の中に取り込まれると同時に、現実の母親が徐々に手を引いていくことによって、うまく育まれていく。あまりにも、現実の母親が冷たすぎても、逆に関わりすぎても、自己対象の育つ余地がなくなってしまうのだ。

自己対象が十分育ってくると、現実の母親がいなくても、自分を支えられるようになる。ところが、必要な時期に不安定な愛情や関心しか与えられなかったり、過剰に保護されすぎたりすると、子どもの心の中に、しっかりとした自己対象が育たず、自分の中に確かに「抱きかかえるもの」がない空虚な感じをもつようになる。境界性パーソナリティ障害の人につきまとう空虚感は、肝心な時期に安心や愛情が脅かされ、その人を支えてくれる自己対象が、うまく育たなかったためだと考えられた。

このように、背景となる理論によって理解の仕方は少しずつ異なるのだが、母親の膝元から最初の自立を成し遂げていく時期に、愛情や関心が適切に与えられず、その過程をうまく卒業できなかったという点では、一致している。

実際のケースを見ても、多くのケースで、一歳から三歳頃の時期に、愛情面で不安定な状況があったということがよく見られる。両親の仲が悪くなっていたり、両親が別れたり、母親が病弱だったり、家族に他の問題が起きて、そちらに関心がいっていたという場合が典型的である。母親が早くから仕事に出て、本人への関わりが乏しいとか、祖父母が子育ての主導権をとっていたというケースも意外に多い。

優等生の子どもも危ない

八〇年代以降、精神分析に代わって、認知行動療法が治療の主流になるにつれて、幼児期を特別視する考え方は薄らぎ、境界性パーソナリティ障害の人の認知や行動、感情の偏った反応スタイルは、これまでの生活全般における学習の結果だと考える専門家も増えてきた。その場合も、やはり一番に重要な役割を果たすのは、親子関係であり家庭である。

境界性パーソナリティ障害の人が育った家庭では、本人が安心や自信をもてるように、よいところを褒めたり、ポジティブな視点で評価を与えたり、その人を肯定するという点が不足していることが多い。悪い点ばかりを貶したり、本人の努力に関心を払うこともなくネガティブな烙印を押したり、その人を否定したりすることが多いと指摘されている。

こうした非共感的で、独断的で、本人の自信や尊厳を奪ってしまう環境を、リネハンは「不認証環境」と呼んだ。境界性パーソナリティ障害の中核症状の一つである自己否定感は、この不認証環境の産物だと考えられる。

不認証環境を作ってしまう家庭は、一見して横暴で、気まぐれで、不安定な親によって仕切られている場合もあるが、まったく逆に、極めて折り目正しく、学歴や教養も高く、善良な親によって、営まれている場合もある。どちらも、親によって支配され、子どもの気持ちは、あまり汲み取られないという点で共通している。

しかも、前者にしろ、後者にしろ、親自身は、そうした家庭が不健全なものであることになかなか気づかない。それが正しいこと、当たり前のことだと思っている。そこで、育つ子どもたちも、それが普通と違うということに気づくのは、ずっと後になってからである。その渦中で育っている間は、その異常性が自覚されることは滅多にない。彼らは、親の対処や評価が正しいものだと信じるのである。

その結果、あたかも無意識的なプロセスとして、親が与えた評価や否定的な見方は、本人自身の中に、血肉となって刷り込まれる。

それぞれの家庭には、他の家庭からすると、理不尽で、偏ったと思える価値観や流儀があり、親は、同じ価値観や流儀を子どもにも求める。その価値観に適合するにしろ、そこから外れてしまうにしろ、その子自身の気持ちが軽んじられるという点では、不認証が起きる。もちろん、親の価値観から外れたとみなされた子には、その不認証状況は強まり、その子は、いつのまにか「失敗者」の烙印を押されることになる。

だが、親の価値観に適合した「よい子」とみなされている子も、安全かといえば、そうともいえない。問題が出てくるのは遅れるものの、その子が、本当の自分というものを見つけ出そうとしたとき、あるいは、それまで親の価値観に則《のっと》って築いてきたものが、壁にぶつかり無効とされたとき、もっと大きな打撃を蒙《こうむ》ることになる。もはやその子は、自分を証す裏づけを失い、自己のアイデンティティと自信は、急激に崩壊する。

十八歳の女性がうつ状態と薬物乱用で、医療機関を訪れた。派手な恰好をした娘とは対照的に、両親ともにきちんとした印象の人物だった。躾《しつけ》もしっかりしたのだが、と肩を落とす。

その後、本人の話では、一人っ子だったため甘やかされて育ったが、教育熱心で、親の監督は厳しかったという。塾に、スイミングに、バレエと、いくつも習い事に通わされていたり、父親がつきっきりで宿題を見たりしていた。勉強ができないと、ヒステリックに怒られた。中一までは、親の期待に応えようと勉強をよく頑張った。成績もよかった。だが、中学に入ると、勉強は難しくなり、成績は次第に落ちていった。

今まで我慢していた、窮屈な生活が急に色褪せ始めた。親は勉強しろとしか言わない。だんだん反発するようになって、悪い先輩とつき合い始めた。父親は、それを厳しく押さえつけようとした。裸にされて、身体検査をされたこともあった。しかし、そんな強硬な態度は、親に対する反発と憎しみを強めただけだった。彼女は、自分が親の望むことと反対のことをすることに、満足を覚えるようになった。「自分が反抗するのを人に見てもらうために、学校に行っている感じ。私は悪いことをしているというアピールをしたくて、それだけのために、学校に通っていた」と彼女は振り返った。

育った環境の影響は大きい

境界性パーソナリティ障害のもう一つの中核症状である情動のコントロール不全もまた、養育環境の問題と不可分に結びついている。

情動をコントロールする能力は、長い社会的体験の積み重ねによって身につくものである。その土台を作るのは、いうまでもなく、家庭という養育環境である。幼い子どものとき、空腹や痛みといった肉体的な不満だけでなく、寂しさや悲しさや恐怖や疎外感といった心の痛みを感じたとき、泣いたり、ぐずったりして、親に助けを求める。親は、状況を見極めた上で、欲求を満たしたり、少し我慢するように言ったり、慰めたり、気を散らしたりして、その子の情動反応に対してうまく対処し、それを落ち着けてくれる。まだ、コントロールが未熟な幼い子どもの情動を、あの手この手を使って、巧みに制御できるように手助けしてくれる。こうした体験を通して、子どもは次第に自分の情動を自分でコントロールする術を学び、さらには、人に対しても同じように助ける術も身につけていく。

ところが、情動的反応に対して、それを無視したり、あるいは罰したり、なだめるどころか非難したり、叱りつけたりといった火に油を注ぐような対応がなされた場合、子どもは情動をコントロールする術を身につけられないばかりか、一旦、情動反応が起きると、たちまち燃え上がり、一気に火だるまになるという反応パターンを身につけてしまう。

逆に、過剰に満たしすぎ、忍耐力やストレス耐性を身につけ損なうことも、情動コントロールの獲得に失敗する。初期の過保護とその後の不認証環境という両方の要因が重なると、よけいまずいといえる。

幼い頃の悪い反応パターンは、大人になるまでには、ある程度制御されるようになるが、そこに何らかの引き金になる刺激が加わったり、制御を助けていた枠組みが崩れることで、再び表面化する。中には、次のケースのように、幼い頃の反応パターンが、制御されないまま続いている場合もある。

施設を転々としてきた十五歳の少女は、気分の波が激しく、絶えずイライラして、相手かまわずぶつかっていった。教師に反発したり、いつも何かに腹を立てたりして、些細なことでも過剰反応するのだった。

少女は、幼くして両親が離婚、母親も死去したために、祖母のもとと施設を往復して育った。小さい頃から母親と祖母の間には諍《いさか》いが絶えず、怒鳴り合いやケンカは日常茶飯事だった。母親は、子育てにろくに関心がなく、祖母に任せて、自分のことにかまけていた。祖母は、本人の前で、そのことを責め、「それでも母親か」と言い募り、母親も負けじと言い返したり、家を飛び出したりする。両者のやりとりにイライラして、まだ小学校低学年だった少女は、あるとき、母親に向かって、「うるさいな。出ていけ！」と言った。その直後、母親は家を飛び出すと、そのまま帰らず、自殺してしまったのである。

その後、祖母のもとにいたが、祖母も気性が激しく、過剰反応する人で、猫かわいがりするかと思うと、「お前も、母親とそっくりだ。うちから出ていけ」と言ったりした。手に負えなくなると、泣いてすがる少女を施設に置いて、帰ってしまう。また、自分が寂しくなると、引き取りに来た。少女は、そうした境遇で育ったのである。

不安定な愛情しか与えられなかった上に、絶えず、強い情動に、幼い頃から曝《さら》され続けた少女は、情動をコントロールする術をまったく身につけることができなかった。周囲の大人も、些細な問題であれ、それを穏やかに受け止めるということができず、いつも激しく感情的に反応し、絶えず相手を否定した。彼女の言葉でいえば、「お互い怒ってばかりいた」のである。そうした日々の体験の積み重ねの中で、穏やかで、バランスのとれた情動のコントロールを身につけることは、極めて難しかったと考えられる。

母親との関係ばかりが重要視されがちだが、父親との関係も劣らず重要である。近年の研究では、境界性パーソナリティ障害の人では、そうでない人と比べて、父親に拒絶されていると感じている人が、母親に拒絶されていると感じている人よりも高い割合を示した。実際、父親の不在や拒否は、境界性パーソナリティ障害の背景にしばしば見出される。

境界性パーソナリティ障害の増加は、父親の権威が低下したことと関係があると考える人もいる。それは枠組み機能の低下をもたらす。確かに、叱れない父親が、わが子の言いなりになって振り回されている状況に出合うことも多いが、その一方で、過度に支配的な父親に反発して、激しい行動化を繰り返すケースも少なくない。温もりある愛情と、ほどよい厳しさのバランスが大事だということだろう。

このように、境界性パーソナリティ障害の要因として、養育環境が重要であることは疑いないが、同じような体験をしていても、必ずしも境界性パーソナリティ障害になるわけではないことも事実である。その違いを生み出す要因として、次に述べる遺伝的要因や家庭以外での体験も関与していると考えられる。

2. 遺伝的要因はどれくらいか

精神病理学者のカーンバーグも、早くから素質的要因が関与することを指摘していたが、何らかの遺伝的要因が生物学的脆弱性を生み、そこに不利な環境的要因が加わることにより、発症に至ると考えられている。

遺伝的要因と環境的要因の比重を突き止めるために、双生児研究が行われてきた。ある研究によると、異なる環境で育った七組の一卵性双生児（遺伝的素質としては、まったく同じ）と、同じ環境で育った十八組の二卵性双生児（遺伝的素質としては、通常の兄弟と同じ程度の違いがある）で、境界性パーソナリティ障害の発症が二人の間で一致するかどうかを調べてみた。すると、一致が見られたのは、二卵性双生児の二組だけであった。この結果は、遺伝的要因よりも環境的要因が重要であることを示すものである。

しかし、別の双生児研究では、境界性パーソナリティ障害の遺伝率は、五割〜六割と推定されている。先にも述べたが、遺伝的には、気分障害（躁うつ病やうつ病）との関係が深いとされている。

ただ、遺伝的な要因は、何十年という時間単位で、それほど大きく変化するものではない。とすると、近年の境界性パーソナリティ障害の急増は、遺伝的な要因とは別の原因によると考えられる。

3. 幼い頃の過酷な体験が要因となる

境界性パーソナリティ障害の人に、しばしば心的外傷体験が認められることが、経験的に知られていた。たとえば、身体的、性的虐待や性暴力のサバイバーでは、境界性パーソナリティ障害を発症する頻度が高い。それ以外にも、離別や死別体験、事故や事件の被害者となること、過酷な逆境体験も、適切な手当てがされていないと、深い傷を与え、発症の原因やきっかけとなることがある。幼い頃にそうした体験をするほど、影響は深刻になる。

境界性パーソナリティ障害の人では、気分の浮き沈みとともに、傷つきやすさが、情動のコントロール不全の背景にあることはすでに述べたが、情動システムが育っていく、まさにその臨界期（過敏で大切な時期）において、外傷的な体験が起きたとすると、その両者が併存するのも納得できるのである。

すでに成長した人であれば、外傷体験は、異物的な体験としてその人を脅かすだけだが、幼い頃に起きた体験は、その人の中に取り込まれ一体化するため、違和感を抱えながらも、単なる異物として排除することができず、よけい対処が難しいのである。相反する気持ちが同時に存在することも多い。

私はウッと吐きたくなりました。息がつまりました。私はぎゅっと目をつぶりました、見なくてすむようにと。パパは私の身体を引きよせて自分のペニスをかぶせました。ママは靴下の孔をつくろうために卵形の台にその靴下をかぶせますが、ちょうどそのようでした。ババッチイ、ババッチイ、放して、ヒドイ、ヒドイ、ババッチイ、パパハ私ガキライナンダ、愛シテクレナインダ、キタナイ、ババッチイ、パパ好キ、パパキライ、コワイ、ハナシテ、パパ、キタナイ、ババッチイ、スキ、キライ、ハズカシイ、ハジヲ知レ、コワイ、コワイ、コワイ、コワイ、コワイヨー、コワイヨー、……

(ジュディス・L・ハーマン『心的外傷と回復』中井久夫訳)

こうした過酷な虐待に共通することは、その子が愛され、守られるべき子どもとしてどころか、人間としてさえ扱われず、まるで心をもたないモノのように扱われていることである。心を汲み取られる体験とは、まったく正反対に、皿やボロキレのように投げ捨てられ、汚されるのである。そうした扱いを繰り返し受けた人は、自分が他者から独立し、かつ、安全を保障された存在として、自己と他者の境界を確立し、基本的安心感を育むことが困難になる。自分の体や心は、いつなんどき、他者の気まぐれな欲望や怒りの捌《は》け口にされ、土足で踏みにじられるかわからないものとしてしか体験されないからである。

そうした人では、情動的体験はコントロール不能のハリケーンのようなものであり、自分の気持ちは自分の気持ちとして統合されずに、正反対な気持ちがバラバラに入り交じる、断片化した状態に陥ることも珍しくない。アイデンティティ云々《うんぬん》のレベルよりもはるかに深刻な、自己崩壊の危機を抱えることになる。解離症状は、その端的な兆候である。

ハーマンは、こうした体験を受けた人が、境界性パーソナリティ障害としばしば診断されていることを指摘し、「複雑性外傷後ストレス障害」という診断名を提起したが、広く受け入れられるには至っていない。

深刻な虐待、ことに性的虐待は、このように境界性パーソナリティ障害を作り出す一つの要因となるが、深刻さにおいては、もっと穏やかな虐待や迫害体験も、一つの不認証環境として、それを助長している場合が少なくない。

たとえば、境界性パーソナリティ障害の人では、いじめられた体験や迫害された体験を受けたことを語る人が非常に多い。そうしたネガティブな体験の影響が、人に対して安心感がもてなかったり、対人関係で傷つきやすくなったりする要因となっていることが少なくない。

ただし、その点については異論もある。元々備わった対人関係における安心感の乏しさや傷つきやすさのため、ネガティブな体験ばかりがこのタイプの人の心に残ってしまうのではないかという疑問である。おそらく真実はその両方にあり、悪循環を形作っているものと思われる。

PTSDについての研究が盛んとなった時期には、境界性パーソナリティ障害が、外傷体験の一種の後遺症ではないかと考えた人も少なくなかった。

しかし、その一方で、明白な心的外傷体験が認められない境界性パーソナリティ障害も多くあることもわかってきた。また、同じような外傷体験をしても、境界性パーソナリティ障害になる人と、ならない人がいることもはっきりとしてきた。こうして、心的外傷体験は、一つの原因となりうるが、複数の原因の一つであると考えられている。

心的外傷体験のあるケースでは、解離症状を起こしやすく、また、PTSDの症状（過覚醒、フラッシュバック、回避など）も、伴いやすい。

4.個人レベルを超えたところに原因がある

以上のような要因が、原因として考えられているが、近年、境界性パーソナリティ障害が急増している本当の理由は、先述したように個々のレベルの要因を超えた、社会的なレベルの要因を考えないと説明できない。個々人の素質的な要因や個々の家庭の養育に責任を負わせることでは、説明が難しいのである。そうした観点で再点検すると、現代社会には境界性パーソナリティ障害を生み出しやすい不利な特性が揃っていることがわかる。

①密室化した家族

一つは、核家族化や少子化、地域社会の崩壊による、家庭の細分化や密室化である。核家族化の結果、家庭の構造は単純化され、親と少数の子どもだけで構成されるようになった。少人数の家族が、さらに、各人の個室でばらばらに生活することが当たり前となった。かつては、祖父母や叔父叔母、近所の人などの立場の違う多様な人々が子どもたちを取り囲み、違った角度から相手になってくれていた状況と比べると、非常に単純化した。

その結果、社会的体験が質・量ともに貧弱になった。他人とともに過ごす機会が減るだけでなく、対人関係の質が、単純化された。その中で、つながりが異様に強まることになったのが、親と子の関係である。親子関係が濃密で、逃げ場のないものになった。大家族で暮らしていた頃に比べて、親への負担も増えると同時に、親の影響力も、はるかに強いものとなった。親に余裕がないとき、子どもの世話を肩代わりしてくれる者がいない一方、親が、子どもを思い通りに支配しやすい状況も生まれたのである。

どんな親でも、偏りや欠点を抱えている。関係が濃密になるとき、悪い影響も出やすくなる。子どもは、悪影響の部分をまともに蒙るようになった。昔であれば、祖父母や雑多な人がその影響を中和し、補うことができたが、緩衝材の役割を果たすものがなくなってしまい、親が子どもをかまってやれないときに、代わってそれを補う存在もいなければ、親の事情や気分や考え方に歯止めをかける存在もなくなり、子どもは親に大きく左右されるようになったのである。

こうした環境では、親が不安定だったり、強い不安を抱えている場合、子どもは、親の気分の波や不安に呑み込まれ、一緒に揺れ動くことになる。小さい子どもにとって、親は世界そのものといっても過言ではない。親が情動的に不安定であれば、子どもも安定した心を獲得しにくくなる。

②忙しくなった母親

二番目に挙げられる要因として、女性の社会進出や離婚の急増とともに、働く女性が増え、幼い子どもとゆっくり時間を過ごせない状況が増えていることである。生活のために、乳児のうちから働かざるを得ない場合もある。本来なら母親が自ら母乳を与えることができたのだが、仕事のために、保育士がミルクを与えるということを代行しているうちに、母乳の出具合にも影響し、母親との絆の形成にも響く。乳児期は一緒に過ごせても、ちょうど分離不安の高まった再接近期に、子どもを預けて働きに行かねばならないということも多い。それは、子どもの安心感を脅かし、情動的な脆弱性を生む要因となりうる。

③アノミー化する社会と父親機能の不在

構造化した環境では、境界性パーソナリティ障害は問題を現しにくいが、構造が緩むと、不安定になりやすいことを指摘した。このことは、社会的な規模で見た場合にも当てはまる。社会全体の規範が緩み、行動や考え方が自由になればなるほど、このタイプの人は、逆に空虚感を抱き、支えを見出しにくくなる。

そのことと関係していると思われるのが、父親機能の弱体化である。父親に限らず、社会のあらゆるところで、権威や不動の価値観というものが失われ、人々が確かなものとして信じるものを失っている。そうした社会のアノミー化（無規範・無規則状態）が、元々脆弱性を抱えた人を、境界性パーソナリティ障害へと助長する状況を作り出しやすくなっている。

④過保護すぎる環境

社会的な要因として、もう一つ指摘すべきことは、少子化により過保護な養育が当たり前になり、過度に満たされ、思い通りに操作できる環境で育つ子が増えていることである。

境界性パーソナリティ障害では、情動をはじめ、対人関係、行動のコントロールがうまくいかないことが、障害を生み出す一因となっている。情動や対人関係、行動のコントロールは、苦しみに耐える力と関係し、境界性パーソナリティ障害の人では、欲求不満耐性が極度に低下していることが普通である。

情動のコントロールのベースは、比較的幼いうちに形作られる。その時期に過保護に育てられ、感情や衝動を自力でコントロールすることにおいて脆弱な傾向を抱えると、何らかの事情で強い負荷がかかったり、それを補ってくれていた代償機能がうまく働かなくなったりしたとき、その脆弱さを露呈することになる。

さらに、そうした状況を助長しているのが、科学技術の進歩によって、環境さえも意のままに操れるという事態である。今では、小さな子どもでも、暑いと感じれば、窓を開ける代わりに、エアコンのスイッチを入れる。エアコンのスイッチを入れっぱなしにしていることに慣れっこになっている場合さえ多い。

こうした快適な環境で、自分を環境に合わせるのではなく、環境の方を自分に合わせることが当たり前になってくると、思い通りにならないことは、よけいストレスに感じられるようになる。以前であれば、我慢するのが当たり前のことも、我慢が利かなくなってくる。

メールやネットの便利さに馴れてくると、以前より気が短くなる人が少なからずいる。すぐに欲求を満たすことが習慣になると、ちょっとでも待つということが、ひどく苦痛になってしまう。たとえば、携帯電話がどんどん普及することは、そうしたリスクを増大させてしまう部分があるともいえるだろう。メディアや通信手段も含めて、操作可能な環境は、人々を大人にするというよりも、子どもにしてしまう方向に働きやすい。

⑤仕事や趣味を優先する親

最後に、自己愛性と非共感性が、社会全体に行き渡っていることが挙げられる。少子化や経済的な豊かさ、家事の自動化などにより、親が子どもに注ぐことができる時間は増えたともいえるが、その一方で、親は自分の仕事や趣味に多くの時間とエネルギーを費やすようになり、子育ては、絶対的に重要なことというよりも、一つの選択肢に過ぎなくなっている。その結果、自分が直接手間をかける代わりに、さまざまな代替物で子どもの欲求を満たしてしまうということも起こりやすい。そうした中で、子どもは見かけほど親に手をかけてもらっておらず、愛されたという実感に乏しい。

親もまた一人の人間として、自分の自己愛を追求しようとする。子どもの人生は、それによって翻弄され、子どもに与えられる愛情は不安定なものとなりやすい。

子どもが、親という作者の「作品」になることもある。その結果、親の期待通りの「よい子」「優等生」でいる限りは評価された子どもも、親の期待したほどではないことが明らかになると、親は関心をなくし、他の兄弟に関心を移したりする。

親の期待や願望を実現させるために、子どもが自分の本心を抑え込むこともある。青年期を迎え、アイデンティティの模索が始まったとき、自分のアイデンティティが借り物であったことに気づいた子どもは、親によって主体性が侵害されたことに対して怒りを覚えると同時に、進むべき方向を失う。

さらには、社会の自己愛性は、非共感性が増すということでもある。思いやりを失い、他人の傷に対して無関心な人が増えることは、社会全体が不認証環境を呈するということである。

第五章　ベースにある性格によってタイプが異なる

ベースにある性格によって出方が変わる

境界性パーソナリティ障害と一口にいっても、ベースにある性格や素質、背景により、その症状の現れ方や活動レベル、行動様式はさまざまである。対応の仕方も、それぞれの特性、背景によって、微妙に異なっていく。本書では、ベースにある性格によってサブタイプに分け、それぞれの特徴や見られやすい背景、気をつけるべき点を述べる。

1．強迫性の強いタイプ——妥協できない優等生

生真面目で、潔癖で、妥協できない性格は、強迫性パーソナリティと呼ばれる。この傾向をもった人も、しばしば境界性パーソナリティ障害の状態に陥ることがある。このタイプの人の場合、ある時期まで、親の言いつけによく従い、優等生として過ごしていることも多い。幼い頃は、頑固で手を焼くところもあったが、学年が上がるにつれ、勉強や一芸に秀で、真面目に

頑張っていたという経過がもっとも典型的なものである。幼い頃のことは忘れられて、よい子で優等生の印象しか残っていない場合もある。

自分が決めたことは、やり抜こうとする努力家であり、滅多に弱音を吐かず、本心を言うよりも、親が安心するように振る舞う。人に対しては緊張や不安が強い方で、気軽に甘えるというよりも、怒られたり叱られないように、予《あらかじ》め気配りして行動する。自分に厳しく、完璧を求め過ぎ、それができないと、焦ってしまうところがある。自分の責任や務めを果たすことを重んじ、いい加減なことは気持ちが許さない。きちんとできないと、気持ちが悪く、そんな自分に嫌悪感や罪悪感を抱くこともある。

このタイプの人が、境界性パーソナリティ障害になると、周囲は、別人のように変わったとか、まったく性格が逆転したという印象をもちやすい。だが、実際には、長年積もり積もった無理が爆発しているのである。

ヘルマン・ヘッセの場合

『車輪の下』や『ガラス玉演戯』などの傑作で知られ、戦後ドイツで最初のノーベル賞受賞者となった作家のヘルマン・ヘッセは、十四歳で初めて入院治療を受けて以降、何度も自殺企図や自殺の脅しを繰り返し、親をはらはらさせ通しの青年期を過ごした。今日であれば、境界性パーソナリティ障害という診断を受けたであろう。

ヘッセがそうした問題を抱えるようになった理由は何か。それを知ることは、とても立派な両親の子どもでも、なぜ境界性パーソナリティ障害を抱えてしまうのかを理解するための、重要な手がかりを与えてくれる。ヘッセが育った家庭環境は、現代でも多い、典型的な一つの特徴を備えていた。

ヘルマン・ヘッセは、一八七七年スイスとの国境に近い南ドイツのカルフに生まれた。両親は、夫婦とも熱心な宣教師で、神への奉仕に生涯を捧げようと決意した敬虔《けいけん》な人物だった。父親自身、自分の父親の再婚によって見捨てられた思いを味わい、不安定な青年期を過ごしたが、信仰に救われたという経験のもち主だった。母親も幼い頃に、やはり宣教師だった親に、たった一人施設に置き去りにされ、愛情不足の中で育った。夫と知り合うまで、自らもインドで宣教師として活動していた。

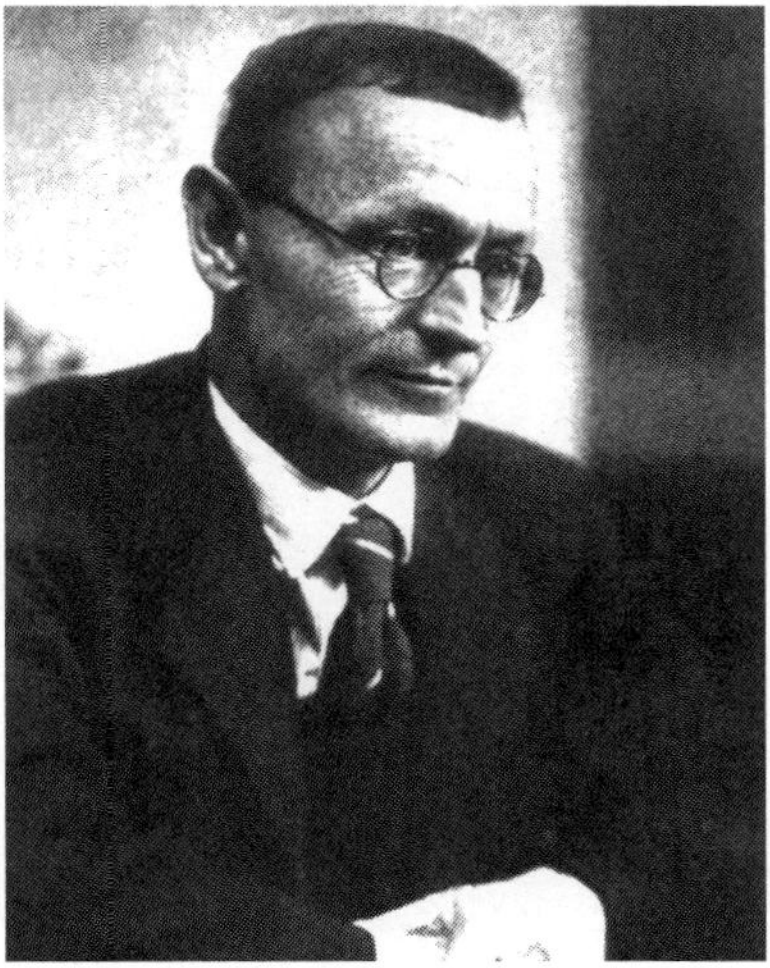

ヘルマン・ヘッセ（© dpa/PANA）

その二人が夫婦となったのである。二人は、当然、わが子に厳しく接し、神の教えに従い、自分たちと同じ人生を歩むことを期待した。幼い頃から物覚えがよかったヘッセに、両親は、神学校に行って牧師になることを望むようになる。

しかし、ヘッセは、小さい頃から神経質なところがあり、思い通りにならないと癇癪を起こした。その度に、両親はわが子を厳しく叱り、罰を与え、許しを乞わせた上で、二度と同じ過ちをしないと約束させた。だが、それは逆効果だった。幼いヘッセの問題行動は収まらず、とうとう両親は、教団の児童寮に預けることにする。それからヘッセは何年もの間、日曜日だけ我が家に帰り、日曜日の夕方には寮に戻されるという生活を送った。ヘッセが、自分は家から追い出されたのだと感じたとしても、無理のないことであった。

その一方で、学校の成績は相変わらず優秀で、神学校に進ませるという両親の期待は高まった。その一点だけで、ヘッセは両親から認められていたのである。十三歳の時には、ラテン語学校に入り、神学校を受験するための準備が進められた。そして、念願の神学校に合格する。

神学校に入学してから、すべては順調にいっているかのようだった。ヘッセから両親に送られてくる手紙には、よいことしか書かれていなかったからだ。ところが、破綻は突然やってきた。少なくとも、両親には、そう思えた。ヘッセは、雨の降る冬のある日、突如、神学校から行方をくらましてしまうのである。雨の中を一晩中歩き回ったヘッセは、翌日の午後、町はずれの小屋の中で発見される。濡れそぼって、飲まず食わずの状態だったが、幸い命に別状はなかった。しかし、ヘッセの精神は、明らかに異常をきたしていた。もはや勉学が続けられる状態ではなかった。

実際は、だいぶ以前から、ヘッセの心は不安定になり始めていた。厳格で権威的な神学校の教育は、マイペースなヘッセの性分には最初から合わなかったのである。それでも、両親の期待を一身に背負い、逃れる術はないと必死に努力していたのだが、成績も下がり、そのことを両親に相談することもできないという状況の中で、ヘッセは追いつめられていったのだ。

両親は仕方なくヘッセを連れ帰るが、墜ちた神童にとって、故郷の我が家に居場所はなかった。世間体をはばかった両親は、知り合いの牧師の家に、しばらく預かってもらうことにした。そこでヘッセは落ち着きを取り戻しているかに見えたが、その矢先、今度は自殺未遂騒ぎを起こす。牧師の家で仲よくなった年上の娘に片想いした挙げ句、つき合いを断られたのだ。牧師は恩を仇で返されたとカンカンに怒り、精神病院に入れた方がいいと、両親に申し渡す。両親はヘッセを精神病院に診察に連れて行くが、ヘッセを診た医者は、精神病院に入れるのは尚早だろうと言って、別の施設を紹介してくれる。そこは古い城を改造した、重度の知的障害の子どものための施設だった。

それでも城門と城壁に囲まれ、外界から隔離されたその施設に閉じ込められることは、十四歳のヘッセにとって衝撃だった。もうこの世界が終わったかのような絶望的な気持ちに囚われ、こんなところに閉じ込めるのなら、井戸に飛び込んで死んでやると言って、両親を呪った。当時、ヘッセが両親に宛てて書いた手紙が残されているが、そこには見捨てられたことへの怒りと絶望、哀願と脅し、恨みと呪いが綴られている。

　だが、意外にも、日が経ち、そこでの生活に馴染むにつれ、ヘッセは安定し、回復していく。あれほど厭に思えた施設での生活から、ヘッセは生きることの喜びを取り戻す。ヘッセは、規則正しく生活し、重い障害をもつ子どもたちの世話をしたり、庭仕事を手伝ったりすることに、安らぎを覚えるようになる。このときの体験は、ヘッセのその後の生き方に、少なからず影響する。ことに庭仕事は、ヘッセの生涯を通じての楽しみとなった。

　こうして、すっかり元気になったヘッセは家に戻されるのだが、家に戻ると、また不安定になり、再び施設に戻される。ヘッセはまた両親に攻撃的な手紙を書き、自殺をほのめかし、その文才を、両親を苦しめるために最大限活用した。

　ようやく勉学ができる状態にまで回復したヘッセは、故郷から離れた町に一人下宿し、ギムナジウムに入るための予備学校に通うことになる。神学校に進む夢が潰《つい》えた今となっては、ギムナジウムから大学に進むことが、両親が許容できる残された選択肢だった。だが、ヘッセの不安定な状態は相変わらずで、勉学もそっちのけで夜遊びしたり、拳銃を手に入れ「今から自殺する」と両親を慌てさせたり、という状況が繰り返される。それでも、どうにかギムナジウムに合格し、両親は胸をなで下ろしたのも束の間、また精神的に不安定になって、退学してしまうのである。

両親が支配的である

このタイプは、例外なく、きちんとした両親に育てられている。愛情もあり、躾もきちんと行われている。どちらかというと厳しく育てられていることが多い。

逆にいえば、きちんと育てられすぎている。子どもはよい子になることを求められすぎて、雁字搦《がんじがら》めの中で育っている。言い換えれば、子どもは親に強く支配されている。親の価値観や期待が優先され、子ども自身の本音の気持ちや願望には、あまり関心が向けられていない。親は子どもにとっての最善の道がわかっていると思い、先にレールを敷いてきた。子どもは、それに沿って進んできたのである。親は本人の思いを聞いてきたと思っているが、実は、知らず知らずのうちに都合よく誘導し、子どもも親の期待に沿うように振る舞ってきただけなのである。

いけないことや失敗に対しても、親は厳しい目を向けてきた。子どもは、失敗することはよくないこと、恥ずかしいことと思い、完璧に振る舞わないと、ダメになってしまうという思いに囚われやすい。勤勉な努力家で、怠けたり、決まりを破ったりすることに対して、罪悪感を抱きやすい。それも、親から長年言われ続けたことが染みついた結果であるが、そのことはすっかり内在化して血肉となっており、親から植えつけられたと自覚することは、ほとんどない。

このタイプの人は、本音を言うことを封じられてきたため、自分の気持ちを言えないということが多い。自分の本心ではなく、決まりや指示、与えられた目標、相手の期待に従って行動し続けた結果、自分は本当は何を望んでいるのか、わからなくなっていることが多い。

こうした子どもが、思春期、青年期を迎えたとき、与えられた目標や価値観に対して違和感を覚え始める。それは、本来の自分を確立しようとする自然な営みなのだが、親には、それが本来の路線からのドロップアウトや自分たちの期待に対する裏切りのように思えてしまうことも多い。本人自身も、そのことがわかっているだけに、迷いや不安を抱える。今までやってきたことに疑問を感じつつも、さりとて新たに自分を築き直していく自信もないのである。

勤勉な努力家だった子どもが、急に投げやりな怠け者になり、これまで見向きもしなかったような悪いことに手を染めたり、親を失望させることをし始める。親との葛藤が、事態をさらに深刻なものにする。これまで、順風満帆に見えただけに、アイデンティティ崩壊の危機は、深刻なものになる。このタイプの人が、境界性パーソナリティ障害をきたす場合には、こうしたダイナミズムが背景にあることが多い。また、このタイプには、摂食障害を伴うことがあるが、完全主義の傾向や人の評価を気にする傾向が、しばしば影響している。

2. 依存性が強いタイプ——献身と背信を併せもつ

いつも誰かを頼らずにはいられず、その結果、人に尽くしすぎて、いつのまにか利用されてしまうタイプを依存性パーソナリティという。このタイプに境界性パーソナリティ障害が合併することも多い。

依存性パーソナリティの人は、自分の本心よりも、相手の顔色ばかり見て、相手の機嫌をとろうとしたり、相手に合わせてしまったりする。そのため、騙されやすい。利用している相手に、自分から尻尾を振ってしまう。知人友人がたくさんいても、さらに次々と友達を作ろうとすることもある。

ある若者は、そんな心境を、こう語った。

「友達がたくさんいるのも、友人や先輩から愛情をもらおうとした結果です。いい人を探そうとしてきた。いい人に見えたら、何とか相手の気に入られようとして、自分にとって厭なこともしていた。厭な奴だと思われたくなかったし、自分も相手にそうしてもらいたかったから。気がついたら、人に何も言えない人間になっていた」

また別の女性は、「相手の気持ちを尊重しすぎて、断れないところがある。いつもスキがあった。相手の話を聞くと、何かしてあげないと、と思ってしまう」「十人いたら、十人に好かれたいと思う」と自分のことを分析した。それが、トラブルに巻き込まれる原因になったり、裏切られることにつながっていた。

そうした行動パターンの根底には、自分は無能な存在なので、相手にすがらずには生きていけないという思い込みがある。この依存性パーソナリティの人は、元来人のいい、気遣いばかりする、献身的な性格のもち主であるが、境界性パーソナリティ障害に陥ると、今まで抑えていたものが弾けたように、不安定で衝動的な傾向が強まる。

そのきっかけとしては、愛情や承認を得ようとさんざん尽くしてきたのに、その気持ちを踏みにじられたり、裏切られたりしたという体験が典型的である。尽くしすぎて、疲弊しているところに決定的なダメージが加わることで、心が大きく傷つき、もはやバランスが保てなくなるのである。

そうなると、凧《たこ》の糸が切れてしまったようなもので、心は大きく揺れ動き、誰かれとなく愛情や支えを求めようとしたり、些細なことで仲違いしたりということが頻繁になっていく。本来の依存性パーソナリティの人では、依存している人に対して愚直なまでに忠実で、尽くし続けるパターンが特徴であるが、依存性に境界性が加わったケースでは、信頼して尽くしていた相手を、一見些細なことで、突如切り捨ててしまったり、裏切ったりする。その場の空気や周囲に左右されやすいのも、このタイプの特徴だ。

極度の愛情不足や不安定な環境で育った人では、十代初め頃から、この傾向を示し始めることも少なくない。その一方で、虐待している保護者に認めてもらおうと涙ぐましい努力をしていることも多い。性的虐待といった非道な行為を行った相手を憎むこともできず、むしろ庇《かば》おうとするということもよく経験する。

このタイプでは、客観的に見れば、素晴らしい才能や長所をもっているにもかかわらず、自分のことを、心のどこかでつまらない存在だと感じている。家族や恋人にすがらねば生きていけないと思い込んでいる。性的虐待を受けたようなケースでは、自分が汚い存在で、ひどい扱いを受けても仕方がないと思っていることもある。その後の人生でも、横暴で暴力的な人物を恋人や伴侶に選び、そのいいなりになって搾取を受け続けるという例も珍しくない。

依存性パーソナリティから境界性パーソナリティ障害が発症するタイプは、もっとも頻度の高いタイプであり、境界性パーソナリティ障害の中核グループだといえるだろう。

中森明菜さんの場合

歌手の中森明菜さんは、二十歳の時に、レコード大賞を史上最年少で受賞、翌年にも受賞の栄冠に輝き、二年連続でレコード大賞受賞という快挙を、わずか二十一歳のときに成し遂げた。

まさに、頂点を極めたのである。しかし、そんな華々しい活躍の一方で、気分の起伏が激しく、気まぐれな性格でも知られ、何かとトラブルが絶えなかった。コンサートの途中で突然泣き出したり、出版社や事務所と大げんかをしたりということが、よく報道された。ニューヨークでは、突然噴水のプールに飛び込んだこともあったという。しかし、そんな破天荒さも彼女の魅力の一部だったと言えるかもしれない。

だが、彼女には別の一面があった。情に厚く、家族思いで、歌手としてデビューした動機の一つは、家族の生活費を稼ぐためだったという。デビューした後も、家族のためにローンを払い続けていたし、両親に住んでもらおうとハワイに別荘を購入したこともあった。マッチこと近藤真彦さんに、一途な気持ちを抱き続け、尽くしていたことも有名だ。それが、かえってマッチには重荷になっていたとも言われている。結局、それほど尽くした両親や家族とも絶縁し、マッチとの恋愛も、自殺未遂騒動の末に破綻してしまう。その後、彼女を支えてくれていた人とも仲違いして、離れていくことになった。

中森明菜さんは、一九六五年、東京都大田区で精肉業を営む家に生まれた。姉が二人、兄が二人いる子沢山の家庭で、生活は苦しかったという。しかも、明菜さんが三歳の頃、父親の女性問題により、両親の間では諍いが絶えなかった。母親が悲しそうにしている姿を見て、子ども心に自分が母の面倒を見るのだと決めたという。体が弱く学校を休みがちだった彼女に、あるいはやっかみからか、兄弟は冷ややかだったという。明菜さんは、母親の顔色をうかがい、機嫌をとろうと必死だった。小学校二年の頃から、家族のために台所に立っていたという。明菜さんの中には、自分が家族にとって「お荷物の存在」であり、「役に立たない」「迷惑をかけている」という思いがあったという。

そんな思いを償うために、歌手になって大金を稼ぐという夢を実現していったともいえる。だが、大スターとなって、その夢が現実となっても、彼女はさほど感謝もされず、当然のように家族のために多額のローンを支払っていた。マッチに対しても、一緒に住むマンションを購入するために七千万円を渡したものの、結局その金はどこに行ったのか、うやむやになってしまった。「みんなに利用されて、貧乏くじを引いてしまう」と言うのが彼女自身の口癖だったという。

親に振り回された人に多い

依存性パーソナリティがベースにあり、境界性パーソナリティ障害になっている人では、愛情が乏しく、気まぐれで不安定な環境で育っていることが多い。親自身が不安定だったり、自分勝手な性格だったり、その子にゆっくり関心を払うゆとりがない状況だったりというケースが大部分である。親がアルコール依存症であるとか、親自身が気分の波が激しかったり、虐待を繰り返していたりする場合もある。

子どもは自然と親の顔色や機嫌をうかがうようになり、親の気分を損ねないように、小さい頃から薄氷を踏むような気持ちで暮らしている。親の気分は、変わりやすい天候のように晴れているかと思うと、突然嵐になる。子どもは、抵抗する術もなく翻弄されるしかない。

そうした体験を積み重ねていると、子どもは、厭でも二つのことを身につけさせられる。一つは、本音を言わずに、相手に合わせるという態度であり、もう一つは、将来というものは、所詮自分でコントロールできるものではなく、何の前触れもなく、理不尽に変わるものであるという無力感と、安心感の乏しさである。その結果、その人はますます自分の気持ちや意思よりも、相手の気分や偶然の成り行きに、自分の運命を委ねることを当然だとみなすようになる。自分が主体的に意思決定を行い、人生を進んでいくという生き方ではなく、自分を保護してくれそうな人に盲目的に従い、過剰なほどに尽くしてしまう。その人から虐げられたり、都合よく利用されていても、自分が犠牲になることに甘んじ、相手を悪く思えない。

そうした無理を重ねているうちに、次第に心に変調をきたし、不安定になる。最初は、体の変調から始まることも多い。過呼吸や過食、不特定な体の症状が出てくる。それをアルコールや薬物に頼ることで、紛らわそうとすることも多い。それが限界を超えると、重いうつやパニック、自殺企図という形になって現れる。一旦バランスが狂ってしまうと、不安定な状態がしばらく続き、よくなったと思っても、また悪いパターンを繰り返す。

このタイプの人は、ある時期まで、親の顔色や機嫌をうかがいながら、親に気に入ってもらおうと生きてきた。相手の気持ちがわかってしまうから、先回りして、それに合わせてしまうということが当たり前になっている。それが、限界を突破してしまい、もはや続けられなくなってしまっている。親の呪縛から逃れて、外の世界で自分が受け入れられたとき、これまで味わったことのないような自由と解放感を覚えることもある。ある若者は、家に帰らずに、悪い友達と遊んだり、薬物を使うようになったときの解放感をこう語った。

「自分のことだけ考えて、自分のことだけできるということが、うれしかった」

だが、このタイプの人は自分で自分を支え、コントロールすることには慣れていないため、外でも何かに頼ろうとする。そこにしばしば危険が待ちかまえている。

また、依存性タイプの境界性パーソナリティ障害の人では、自分一人で孤独や苦悩を抱えきれず、それを共有し、支えてくれる人を絶えず求めている。このタイプの人が求めるものは、究極的には、すべての関心と時間を捧げて関わってくれる完璧な母親や父親のような存在である。しかし、その人自身が、すでに幼い子どもではない以上、その願望が叶えられることは難しい。自分をもてあまし、それを満たしてもらうことも叶わないと悟ると、最後に求めるのは、せめてこの人生を一緒に終わらせてくれる人である。

このタイプの人の依存欲求の根底には、一緒に死んでくれる人を求めるという心理がひそんでいる。このタイプの人は、一人では何もできないが、相手と一緒ならば何も怖くはない、という心理を抱きやすい。そのため、破滅的な人と出会ってしまうと、どんどん悪い方向に崩れていく。

このタイプの人が回復する上で、安定し、保護者としての能力の高い伴侶に出会うことが、もっとも幸運な道である。

3．失調型の傾向が強いタイプ——ガラス細工のように繊細である

このタイプの人は、生まれもった繊細さのため、思春期頃から人に接することに過度の緊張や不安を感じるので、気疲れしやすくなり、人づき合いが限定されたものになる。それと同時に、ときどき、精神的に不安定な状態が現れるようになる。気分が落ち込んだり、一時的に幻聴が聞こえたり、錯乱したりして精神病のような状態になることもあるが、短期間で回復し、落ち着くと普通に生活することもできる。その回復のよさが、精神病とは異なる点である。

しかし、良好な状態のときも、対人関係はストレスとなりやすく、職業生活においても人並み以上に高い能力を示すこともある一方で、長期にわたって継続的に一定のパフォーマンスを維持することには、しばしば困難がある。

静かに、ひっそりと、単調な生活をすることを好む面と新奇な刺激を求める面を併せもつが、変化の激しい環境には、対応しきれない。しかし、特性に合った生活をすることで、大きな破綻を防いで、生産的な人生を送ることもできる。

作家ヴァージニア・ウルフの場合

『波』『灯台へ』『ダロウェイ夫人』などの傑作で知られるイギリスの女流作家ヴァージニア・ウルフは、大変な美貌のもち主でもあったが、若い頃から、精神的に不安定になる「発作」を繰り返したことでも知られている。最初の激しい「発作」は、一九〇四年、ヴァージニアが二十二歳のときのことだった。それは、高名な神経科医によっても、原因がわからず、「狂気ではないにしても、それに近いものではあった」。食事を摂らなくなり、普段親しくしている人たちに対して攻撃的になり、

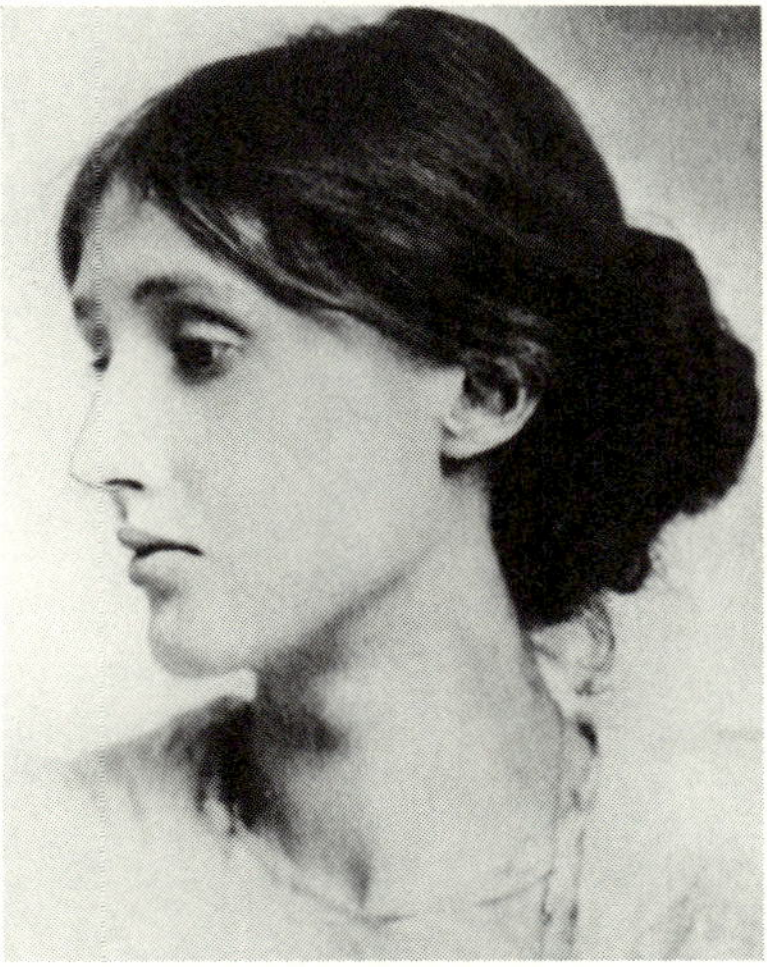

ヴァージニア・ウルフ（© Photo 12）

幻聴も聞こえた。そして、自殺しようと窓から飛び降りたのである。幸い、窓が低く、命に別状はなかった。三、四カ月で、そうした一過性の精神病のような状態は消え去っている。

ヴァージニアには、内気で繊細な一面と、大胆で気が強く、辛辣《しんらつ》で、男友達を翻弄するような一面があった。「魚でも釣るようにもてあそび、自分を餌のように彼の前にぶら下げては引っ込めるということをやった」という。気持ちが気まぐれに変わる点も一流だった。リットン・ストレイチーからプロポーズを受けたとき、相手が意中の人物だったにもかかわらず、「承諾した二十四時間以内に、気持ちを変えた」

ヴァージニアは、子どもが嫌いだった。ことに、赤ん坊は我慢ならなかった。「自分が赤ん坊をもつなんて考えられない」と周囲にも語っていた。それは、彼女の繊細すぎる感性のためかもしれないし、子ども時代の不幸な出来事が影を落としていたのかもしれない。ヴァージニアは、十四歳年上の異父兄ジョージから性的虐待を受けていたのである。そうした心的外傷が、彼女の不安定なパーソナリティや神経的な「発作」の原因になったとともに、性的な臆病さや子どもをもつことへの心理的抵抗を生み出したと思われる。

二十八歳のときの「発作」に際しては、医師の勧めに従って、精神療養所に六週間入院した。だが、退院後は小説の執筆を再開し、婦人参政権運動にも関わった。

三十歳のとき、レナード・ウルフというあまり裕福ではないユダヤ人と結婚した。レナードは生真面目でぎこちなく、いつも緊張で手が震えているようなタイプの男性だった。ヴァージニアが生涯の伴侶に選んだのは、地味だが、誠実を絵に描いたような人物だった。だが、その選択は、その後の彼女の人生を考えると、正しかったといえるだろう。

三十五歳のときには、再び不安定になり、睡眠薬ヴェロナール百錠を飲み自殺をはかり、三十七歳のとき症状はきつく、完全に落ち着くのに三年もの時間がかかったが、回復すると、家事をしながら小説の執筆を行い、講演にも出掛けた。

おまけに、「気分転換に」という目的で、夫婦で出版業まがいのことにまで手を染めた。ヴァージニアは、印刷や製本作業を自ら行った。名高いT・S・エリオットの詩集『荒地』を出版したのも彼らであり、ヴァージニアが手ずからすべての活字を組み、夫が印刷機を回したのである。『荒地』は文学史に残る作品となるが、当時売れたのは、わずか三百三十部で、夫妻にもたらされた利益は二十一ポンドに過ぎなかった。それでも、こうしたエピソードは、ヴァージニアの回復ぶりを示すものとしても理解できる。

実際、彼女はその後、二十五年間近く、ときにふさぎ込んだり、意気消沈することはあっても、これまでのような激しい「発作」を起こすこともなく、非常に創造的で生産的な日々を夫とともに送ったのである。

その間には、ヴィタ・ウエストと同性愛の関係に陥るという情事もあった。性的虐待を受けた人には時折見られるが、ヴァージニアには男性よりも女性に惹かれるところがあった。夫はそんなことにも寛容で、一笑に付したという。実際、この「情事」によって、夫妻の愛情にヒビが入ることはなかったのである。

この夫がいればこそ、ヴァージニアは大きな安定を手に入れていったのだろう。

4 回避性の強いタイプ――傷つくことに敏感すぎる

このタイプは、ベースに回避性パーソナリティを抱えているもので、自分が傷つくことを極度に恐れる。失敗や恥をかくことに対して非常に敏感で、また、自分に逃れられない責任がかかる状況を避けようとする。面と向かい合う関係が苦手で、間接的な関わりなら、割合自分を出すこともできるが、誰かの後ろに身を潜めようとする。

あまり褒められずに育てられた人が多く、自分に極度に自信がない。自分から自己アピールするということが滅多になく、能力や長所があっても、それに気づいてもらえず、活かしにくい。些細な失敗や挫折から、なけなしの自信を完全に失ってしまい、ひきこもってしまうということも少なくない。失敗や挫折で味わった失意を、はね除けるような強さに欠けている。

だが最近は、過保護な両親からはかわいがられ、叱られたこともなかったのに、社会に出るようになって周囲からきついことを言われ、自信を打ち砕かれたというケースもある。そうした場合には、それまでの自信家で、自分が一番でないと気が済まないという自己愛性が強いタイプから、急激に自信のない、人づき合いを避けるタイプに陥ることも珍しくない。

外見や性的魅力の点でも、自信がなく、コンプレックスをもっていることが多い。実際は魅力的な場合も、本人は、醜い、魅力がない、どうせ嫌われると思い込んでいる。

平均以上の容姿をもつ十八歳の女性は、「どうせ好きになってもらえない。人にすぐ嫌われ、厭がられる。オシャレをしたつもりでも、不細工と言われて、傷つけられた。面と向かってブスと言われたこともある」と、過去の貶された体験ばかりが心を支配していた。

こうしたタイプの人が、境界性パーソナリティ障害の状態に陥るケースの大部分は、外での生活への適応がうまくいかなくなり、家庭にひきこもり、親や配偶者にべったりと依存して暮らすようになったことをきっかけとして始まっている。

外でうまく適応できない苛立ちや落胆を、親や配偶者にぶつけて八つ当たりをしたり、自傷や自殺企図をして心配させることで、結果的に振り回してしまう。親や配偶者が何とかしようと密着し、熱心に関われば関わるほど、本人の問題がいつの間にか、周囲の問題のようにすり替えられていく。

本音に向かい合えない

回避性パーソナリティの人の大きな特徴は、本当の気持ちと向かい合えないということである。自分が誰か、あるいは何かを好きだとか、嫌いだとかといった、もっとも根本的な感情さえも曖昧にしたり、あるいは本心を逆に打ち消してしまったりして、自分の気持ちに向かい合うことから逃げてしまう。

「本当の気持ちをぶつけるのが怖いから、言わないようにして、傷つかないようにしていた」

「自分自身の感情をどう表現したらいいのかわからない」

自分が誰かを好きであると認めてしまうと、拒絶されたり、失ったりしたときに、自分が傷ついてしまうという状況を恐れている。そうならないように予防線を張って、本心を、相手に対しても、自分に対してもごまかしてしまう。

恋愛に限らず、仕事や学業でも、本当はやりたいことがあっても、自分には無理だと思い込み、失敗を恐れるあまり、最初からやろうとしなかったり、自分の能力からすると、低すぎるものを選んだりする。そうなってしまうのも、自分に過度に自信がないためだ。本心からやりたいことを選んでいない以上、フラストレーションが溜まり、やる気がなくなるのは当然の成り行きで、結局、最後には動けなくなってしまう。

このタイプの人が本当の意味で回復していくためには、自分の気持ちを自覚し、それを口に出して言い、それに基づいて行動できるようになることが何より大事である。境界性の状態になること自体、自己主張や主体性をとり戻そうとする変化の現れでもある。それがよい方向に実を結ぶためにも、周囲がお膳立てしすぎて、本人の人生の問題を肩代わりしたり、責任を代行したりしないことである。

5. 自己愛性が強いタイプ——過剰な自信と劣等感を抱える

このタイプは、一見すると自信に満ち、魅力に溢れ、強い精神力を備えた人物にしか見えず、不安定とは無縁な存在に思えるだろう。だが、少し親しい間柄になれば、気分の起伏が激しく、自信に満ちているかと思うと急に不安に駆られたり、不機嫌になったり、虫の居所が悪いときぎょっとするような言葉を投げつけたりする。感情が抑えられず、身近な人に対して暴言を吐いたり、暴力をふるったりすることもある。アルコールに溺れていたり、無軌道な恋愛を追い求めたりと、不安定な暮らしを止められない。

傲慢で、自己特別視が強く、情よりも利で動くタイプを自己愛性パーソナリティと呼ぶが、自己愛性パーソナリティ自体は、強い自信によってストレスをはね除ける力をもつ、安定した人格ということが多い。

しかし、境界性とオーバーラップしたタイプでは、自己愛性の特徴に加えて、非常に不安定で衝動的で、自己破壊的な傾向が加わることで、本人の激しさに周囲はしばしば苦しめられることになる。本人も見かけの強さからはうかがえない、脆さや孤独、劣等感を内面に抱えており、依存対象を必要とする。特定の一人、二人の人間だけにその弱さを見せるということもあるが、その部分をうまく受け止めてもらえないと、激しい攻撃や支配、パラドキシカルな反応を見せる。

過度に甘やかされるが、愛情は不足している

こうしたタイプの人の背景としてもっとも典型的なものは、幼いうちはちやほやされたり、過度に甘やかされたりしているが、途中から愛情や承認を奪われる体験をして育っていることである。甘やかされている時期にも、肝心の母親が何らかの事情で本人に愛情を注げない場合には、その危険が強まる。母親が早く亡くなり、あるいは家を出たため、祖父母に育てられたというケースにもよく出合う。幼い顕示的欲求を成長してからももち続けていて、それが成功への過剰な野心となることもあるが、猟色や自己破壊的な耽溺行動につながる場合もある。

また、このタイプの人に見られやすい問題の一つがＤＶである。ほどよく距離がとれている間は、とても素敵な紳士であり、魅力的な人物なのだが、すべてを許し合うような関係になった途端に、負の部分が顔を見せる。その傾向は、自己愛性パーソナリティに境界性の問題が重

なることにより、最悪の状況を生み出しやすい。

求めている大切な相手とわかっているのに、その相手を、殴りつけてしまうのである。女性を求めながら、女性に対する軽蔑を抱いていることも多い。暴力のきっかけは、些細なすれ違いからである。少しでも思い通りにならない態度をとられたり、批判的な眼差しを感じると、自分の愛を裏切られたように感じ、激しい怒りを覚えるのである。依存している相手を傷つける行為は、どこか自傷行為に似ている。実際、次のケースのように、暴力をふるった後で落ち込み、自傷してしまうケースもある。


大きな会社の経営者を母方の祖父に持つＹ君は、幼い頃から将来の後継者として、周囲からちやほやされて育った。二歳のとき父親と母親は離婚したが、なんら暮らしに困ることはなかった。祖父はその地方では知らないものがいない名士で、Ｙ君は甘やかされて育ち、学校でも、いつも取り巻きがいて特別扱いされていた。気まぐれで、思い通りにならないと、ぷいと教室からいなくなったり、他の学年の教室に入り込んだりすることもあったが、大目に見られていた。ところが、Ｙ君が中学生になった頃に、祖父が引退し、会社の実権を義理の伯父が掌握するようになってからは、周囲の態度も次第に冷ややかなものになった。

その憂さを晴らすように、バイクを乗り回したり、彼女をとっかえひっかえして、荒《すさ》んだ生活をしていたが、大きな問題になることもなかった。高校に入って、一人の少女と知り合う。その少女も、片親の家庭で育ったという共通点があり、今までつき合った彼女とは違うものを感じ、深く愛し合うようになった。二人は部屋を借りて同棲するようになる。母親もそれで安定するのならと、本人の望むようにさせた。

だが、うまくいっていたのは最初のうちだけで、次第に些細な行き違いから激しい喧嘩やY君の暴力が始まるようになった。喧嘩の後は仲直りし、Y君は手を挙げたことを謝るのだが、また同じことの繰り返しだった。そのうち彼女が妊娠したことがわかり、やむなく中絶する。その頃から、彼女の気持ちは、Y君から離れていき始めたようだ。彼女の態度に少しでも冷淡な反応を感じると、Y君はキレて、彼女に暴力をふるうようになる。性交に対して嫌がる素振りを見せたとき、Y君は激高して、とうとう彼女に殴る蹴るの暴行を加えてしまったのである。

6．演技性が強いタイプ——性と外見に異常にこだわる

演技性パーソナリティは、内面的な空虚感や寂しさを、注目と関心を得ることで代償しようとするタイプである。そのため、周囲があっと目を惹くようなパフォーマンスや外見にこだわる。また、性に対するこだわりが強いのもこのタイプの特徴である。過度に性的に振る舞ったり、男性らしさ、女性らしさを強調しようとする。演技性パーソナリティの人も、境界性パー

ソナリティ障害を合併することがしばしばあるが、演技性パーソナリティというものが生み出される機序を考えるならば、それは当然のことだろう。

演技性という適応戦略が成立するのには、二つの要素が必要である。一つは、愛情不足や認めてもらえない寂しさから、関心に餓えているという状況であり、もう一つは、何らかの行為や外見的魅力によって、それが得られたという体験である。俳優のマーロン・ブランドは、アル中の母親から愛情をもらえず、自分は無価値だと感じ、他の人の物まねをすることで関心を得ようとしたことが、自分の演技の出発点にあったという旨のことを述べている。このタイプのある女性は、ずっと自分は無価値だと思っていたのに、自分の肉体に男たちが夢中になるさまを見て、これまで味わったことのない満足を味わった体験を語る。彼女たちにとって、体は関心と賞賛を得るための道具となる。

また、このタイプのある女性は、自分にとって大切なことの第一番に、「人に見てほしい。いいねと言ってほしい」ということを挙げた。そのためにお金が必要だと。愛情は三番目だった。「私が友達を作りたいのは、人の目を気にしているからです。女友達、男友達がほしいのは、周りから友人が一杯いるなと思われたいからです。本当は、人といると疲れるのに」。このタイプの人にとっての基準は、人の注目なのである。

俳優には、演技性の傾向だけでなく、境界性の傾向を抱えた人が少なくない。どんなに社会的成功を収めても、空虚感や不認証感を持ち続けている人も多い。それがドラッグや刹那的な逸脱行為に走らせることもある。

飯島愛さんの場合

二〇〇八年のクリスマス・イブ、引退した一人のタレントの訃報が日本だけでなく、海外にまで衝撃を与えた。そのタレントの名は、飯島愛。孤独な死の状況が報道されるにつれて、いっそう悲しみが深まった。彼女の生き方や人柄に共感を覚える人が、それほど多いということだろう。

彼女の自伝的エッセイ『プラトニック・セックス』によれば、飯島さんの父親は、とても真面目な人柄で、躾にも厳しかった。何を言っても怒られるので、怯《おび》えて縮こまっていたという。後年の彼女からは想像しにくいことだが、小学校低学年の通知表の評価には、「内向的」と書かれていたという。それほど萎縮していたということだろう。母親も教育熱心で、飯島さんは毎日のように習い事に通っていた。世間体を気にする両親は、よく「恥ずかしい。みっともない」という言葉を口にした。飯島さんも両親の期待に応えようと、勉強も頑張って学年で十番以内に入る成績を収めたが、母親はその頑張りを褒めるよりも、もっとできる子と比べて、努力が足りないと言ったという。

「私は、ただ褒めてもらいたかった。父に、母に、一言、頑張ったね、と言ってもらいたかった」

それは、飯島さんの心の中にずっとくすぶり続けた、本当の思いだったのではないだろうか。

家庭で認めてもらえない飯島さんは、夜の街や不良っぽいつき合いに居場所を求めた。父親から怒鳴られ、鉄拳を食らっても、もう飯島さんは親の言いなりにはならなかった。そんな飯島さんをただひとり、ありのままに受け止めて、いつもかばってくれていたのが祖父だった。その祖父が亡くなり、ストッパーが外れたように、飯島さんは非行の世界へと転がり落ちていく。その度に父親に殴られた。だが、事態は一層悪くなる一方だった。タカちゃんという彼氏ができると、ラブホめぐりに夢中になる。彼と一緒にずっといられたらと思うのは自然の成り行きだ。飯島さんは親の預金通帳を持ち出し、百八十万円の大金を引き出すと、タカちゃんと同棲を始めたのだった。だが、そんな生活が行きづまるのは目に見えていた。タカちゃんは父親と諍いになった挙げ句、父親を殴って怪我をさせ、留置所に入れられた。

飯島さんは、タカちゃんの友達のところに助けを求めて駆け込んだ。だが、そこで悲劇が起きた。一緒にシンナーを吸っていた飯島さんは、彼らにレイプされたのだ。飛び降り自殺をする寸前まで追いつめられたが、飯島さんは死ななかった。

その出来事を境目に、飯島さんは、もっとしたたかに強く生きていこうと決意したようだった。今度は、逆に自分の魅力で男を振り返らせ、手玉にとって、かしずかせることで、自分の尊厳を取り戻そうとしたのだろうか。

その後の飯島さんは、六本木や銀座のクラブで働きながら、高級コールガールのような暮らしをするようになる。だが、その金も男に貢いでしまう。そして、彼女はついに契約金一千万円で、AV女優としてデビューするのである。

飯島さんの生き方には、自分の女性としての魅力を最大限に活かして、したたかに生きていこうとする強さが感じられる。だが同時に、いくら強がろうとしても、内側に抱えた寂しさや空虚感をぬぐい去れない、傷を抱えた一人の心細い少女の姿が、震えるように息づいている。あっけらかんとした明るさと、その内側に抱えた影。その対比が、多くの人の共感を呼ぶのではないだろうか。

性的虐待を受けている

演技性パーソナリティの人の出身家庭は、性的な匂いや肉体的魅力への賛美が色濃く漂うという場合もあるが、どちらかというと、むしろ厳格で、堅い家庭であることが少なくない。

もっとも挑発的で、性に奔放なイメージを売り物にした歌手マドンナの家庭は、敬虔なクリスチャンであり、父親は名門クライスラーの生真面目な技術者だった。母親をガンで早く失い、父親っ子だったマドンナは、十歳のとき、父親の再婚によって、愛してやまなかった父親までも失うことになったのである。

境界性と演技性が重複したケースには、性的虐待を受けたケースも多く含まれる。性的虐待を受けたケースでは、性に対して極めて臆病になり、拒否的になる場合と、性を支配の道具として過剰に用いる場合がある。自分の身に受けた行為を、自ら再現してしまうかのように。そのさまは、自ら傷口を抉ってみせるような痛々しさがある。

7. 反社会性が強いタイプ——危険なスリルを求める

危険に対する無頓着さや権威に対する反発を特徴とするタイプは、反社会性パーソナリティと呼ばれるが、このタイプの人は、必ずしも法律を破る犯罪常習者というわけではない。むしろ、このタイプの最大の特徴は、危険に身をさらしてスリルを味わうことが、大きな快感であるという点である。

反社会性の人は、愛情剥奪や不認証体験によって、親や権威ある人物に対して強い失望を味わった人が大部分である。反社会的なスタイルでアイデンティティを確立し、見かけ上、安定することもあるが、そこまでワルに徹することができない場合、境界性パーソナリティ障害が合併するケースも少なくない。

反社会性の傾向に境界性パーソナリティ障害が合併したケースでは、非常に衝動的で、薬物乱用や危険な行動が見られやすい。

ジェームス・ディーンの場合

『エデンの東』や『理由なき反抗』の個性的演技で知られる俳優のジェームス・ディーンは、まさにこうした特徴を備えていた人物だった。

ジェームス・ディーンは、『エデンの東』で彼が演じるキャルそのままの、繊細で傷つきやすく、気まぐれな木の葉のように揺れ動く魂をもった青年だった。はしゃいでいたかと思うと、急にふさぎ込んだり、些細なことを面白がるかと思うと、むっつり口を閉ざしたりと、理由もなく気分が変わるジミー（ジェームスの愛称）を、監督のエリア・カザンも、すっかりもてあまし、「明らかに病気で、それもひどくなる一方だ」とさえ漏らしている。別の共演者は、「危険で何をしでかすかわからない。本能的にみんなを心穏やかならぬ状況に追い込む」雰囲気があったと追想し、更衣室の引き出しには、拳銃がこれ見よがしに入れられていたという。そんな傷つきやすいジミーの理解者は、恋人役のジュリー・ハリスだけだったようだ。五歳年上だった彼女は、ジミーをありのままに受け止めたのである。

ジェームス・ディーンの不安定な気持ちの根底には、彼が幼い頃に受けた深い傷が関わっていた。ジミーの母親は、彼が九歳のときに、卵巣ガンで亡くなった。病気が発見されたときには、すでに進行しており、入院の日、父親は幼い息子に「ママはもう戻ってこないよ」と告げたという。その父親は、母親が亡くなると、息子を捨て、彼を母方の伯母夫婦に預けてしまった。ジミーは母親の柩《ひつぎ》と一緒に列車に乗せられ、カリフォルニアからインディアナまで二千キロもの旅をしなければならなかった。列車には父親の姿はなく、途方に暮れたジミーは、貨車に乗せられた母親の柩に異常がないかばかりを気にしていたという。

幼いジミーが受けた深い心の傷は、人にうち解けず、易々とは人を信用できない性向となって終生刻まれたのだ。そうした体験をした多くの人と同様、彼も心のどこかに絶えず空虚感を抱え、それを補うために、自分に関心や愛情を引きつけようと、涙ぐましい自己アピールをするようになった。それが彼に俳優としての成功をもたらしもしたが、決して心の傷が癒えたわけではなかった。

ジミーはバイクやスポーツカーに魅せられ、命知らずな運転をすることで有名だった。その悪名は、『エデンの東』の撮影中から広まっていた。彼の運転につき合ってくれたのは、ジュリー・ハリスくらいのもので、それ以外の人は、死にたくなかったので、誰も助手席に乗ろうとしなかったという。しかし、その危惧は十分根拠のあるものだった。ジェームス・ディーンは、それから二年と経たないうちに、自分の運転するポルシェで衝突事故を起こし、二十四歳の若さで生涯を閉じるのである。

8．妄想性が強いタイプ――愛する人も信じられない

人が信じられず、裏切られているとか悪意をもたれていると邪推するタイプを妄想性パーソナリティと呼ぶが、このタイプにも、境界性パーソナリティ障害が合併することがある。そうしたタイプでは、愛すれば愛するほど、相手のことが信じられなくなるという葛藤を抱えやすく、しばしば激しいDVやストーカー行為に至る。

相手の行動の「裏の裏まで」考えてしまい、些細な行動も裏切りの徴候に思い込んだり、攻撃や非難と受け取ってしまい、反撃行動を引き起こす。

妄想性と境界性が合併したケースでは、気分の波があり、気分が高揚している時期は、人との関わりにも積極的で、一つ間違うと、攻撃的にもなりやすい。しかし、うつ状態になると、人づき合いに消極的になり、攻撃性はむしろ自分自身に向かい、自分を責めたり、希死念慮が強まることも多い。

9．未分化型パーソナリティのタイプ――低年齢のケースに多い

十二、三歳の児童にも、境界性パーソナリティ障害と診断されるケースが増えているが、こ

うしたケースでは、まだ、ベースにあるパーソナリティは形成途上であり、固まっていない未分化な状態にある。こうしたタイプの境界性パーソナリティ障害の特徴は、快・不快という瞬間的な感情に支配され、非常に衝動的であるということと、かまってもらえる対象に無警戒に接近し、べったり依存することである。そのため、簡単に悪い大人の餌食になってしまう。

中学三年のある女子生徒は、小学六年の頃からリストカットをするようになり、中学に入ってから、一層エスカレートする。学校のトイレにこもって、安全カミソリで、リストカットやアームカットを繰り返している。家族は母親と弟の三人暮らしで、父親は、彼女が小学二年のときに母親と別れ、他の女性と家庭を営んでいる。母親は口癖のように「死にたい」と言い、自殺を予告するようなことを口にする。熱心な教師に話を聞いてもらっているが、その教師が他の生徒の相談に乗ったりすると、たちまち顔色が変わり、トイレにこもることを繰り返す。

10. 発達障害がベースにあるタイプ――症状が複雑すぎる

発達障害がベースにあるケースにも、しばしば境界性パーソナリティ障害が合併する。病像が複雑で、対処が困難なケースは、大抵、発達面の問題に加えて、パーソナリティ障害を抱えたケースが多い。もっとも典型的なのは、広汎性発達障害に境界性パーソナリティ障害が合併しているケースや、行為障害に境界性パーソナリティ障害が合併したケースである。いずれも虐待やネグレクトを受けて育っているケースが大部分である。

笑顔のない少年

F君が生まれて間もなく、両親は離婚した。母親は生活費を得るために、祖父母にF君を預けて働いた。祖父母と母親の関係は、以前からギクシャクしていて、母親の結婚自体にも反対していた。結局離婚したことで、いわんことじゃないとばかりに母親を責めた。自分たちにF君の面倒を見させていることに文句を言いつつ、しかし、F君の養育については、「あんたには、育てる資格がない」と言い続け、手出しをさせようとしなかった。

ところが、三歳児検診で、F君の発達に遅れがあることがわかり、軽度の自閉症の疑いがあると言われる。すると、祖父母は、母親のあんたがほったらかしにしているからだとなじり、急にF君の面倒を見たがらなくなった。

仕方なく、保育所に預けたりしながら、母親はF君を育ててきたが、F君は祖父母の方になついており、母親が厳しく叱ったりすると、祖父母に助けを求めて逃げ出すということが度々だった。その度に、母親は祖父母から説教された。

母親としては、大切にしたいのだが、F君のそんな反応に苛立って、つい手を挙げてしまうことがある。すると、F君はよけい母親を嫌って、祖父母の方がいいと言ったりする。

中学生になると、母親とF君の関係はいっそう険悪なものとなり、F君は暴れたり、母親に暴力をふるうようになった。児童相談所が介入し、保護施設に一時入所したり、診療にも通うようになるが、気分の波が激しく、些細なことで不満を爆発させたり、逆に落ち込んで自傷行為をすることもある。思い通りにならないと、自殺をすると言って、母親を脅すことも見られる。本来童顔なのだが、表情は暗く、その眼差しは恨むように睨んでいて、深い人間不信が漂っている。

こうしたケースでは、いくら発達障害に対する支援だけを行っても、事態は改善しない。見捨てられたことによる心の傷と身につけた不適切な行動パターンと認知を修正する必要がある。しかし、ともすると、発達障害という視点でしか見られていないケースが多い。

第六章　境界性パーソナリティ障害を支える

いかに接し、支えるのか

境界性パーソナリティ障害を支える難しさは、第三章で述べたこの障害特有の認知や反応パターンに、周囲の者も巻き込まれていくという点にある。本人の偏った認知を修正していくどころか、気がついたら、周囲も本人と同じように両極端な過剰反応をしたり、見捨てられ不安に囚われたり、ということも珍しくない。自傷や自殺企図、突然の気分の落ち込みや過呼吸発作、暴発行動などが続くうちに、周囲は、本人の意に逆らわずに暮らすようになる。周囲は本人の過剰な反応を恐れると同時に、本人に拒否されることにも不安を覚え、それに負けてしまうのである。つまり、本人にコントロールされてしまうのである。自分自身の中に見捨てられ不安を抱えている人ほど、そうした対応になりやすい。

しかし、どんなに献身的な家族やパートナーでも、いつまでもそんな生活を続けることはできない。疲れがたまり、機嫌をとる気力や心の余裕がないときもある。いつものような優しい反応が返ってこないと、自分はもういらない存在だと思って、本人はたちまち不安に駆られ、落ち込んでしまう。今までどんなに献身的に接してもらえていても、わずかな不足が、すべてを台無しにしたように感じられる。

境界性の人は、そんなときよく言う。「今までの態度は、やっぱり見せかけだったんだ」「どうせ自分のことを、重荷に感じて嫌々やっていたんだ」「いやだったら、最初からしなければいい」。そう悪態をついて、プイとそっぽを向いてしまうか、こちらが困ることをやり始めるか、自分を傷つけようとするかになってしまう。

周囲は慌て、衝撃を受け、いっそう何も言えなくなっていくか、関わり続ける自信を失い、立ち去る道を選ぶ。こうして悪循環が際限なく繰り返されていく。もっとも対応を難しくするのは、一番支えようと頑張っている人に対して、傷つけるようなことをしたり、裏切ったりしてしまうことである。生真面目な人ほど、この筋の通らない行動に対して、信頼関係を維持していくことができなくなり、自分にはもう無理だ、という気持ちに追いつめられていく。

では、本人の回復にとって、どういう対応やサポートをしていけばよいのか。境界性パーソナリティ障害の人に関わる状況としては、親や兄弟といった元々つながりのある家族が支える場合と、配偶者や恋人や友人、専門家や聖職者など、血縁のない第三者が支える場合がある。

それぞれの関わり方には当然違いがあるが、基本のスタンスは共通する。境界性パーソナリティ障害から回復した大部分のケースで、本人自身の自覚と努力もさることながら、支え手となる人が重要な役割を担っている。多くは、親や配偶者がその役割を担うが、第三者が支え手の中心となることもある。パーソナリティ障害は、関係性の障害であるため、自分一人では克服ができないという性質をもつ。それだけ、支え手となる人との関係が重要なのである。言い方を換えれば、関わり方次第で、どういう道行きをたどるかが、大きく左右されるということである。

本章では、いかに接し支えていくことが、よい方向につながりやすいのかを述べていきたい。

同じスタンスで向かい続ける

もっとも重要なことは、変わらないペースで、変わらない距離を保ちながら、関心を注ぎ続けるということである。

境界性パーソナリティ障害の人を支える際に起こりがちなことは、最初は何とかしようとして熱心に関わるのだが、同じ失敗が繰り返され、しかも、本人から八つ当たりされ、感謝どころか攻撃を受けたりすると、だんだん嫌気が差してきて、次第に冷淡になり、もう関わりたくないと思い、排除しようとさえしてしまうということである。

親であろうと、配偶者であろうと、そうしたことは起きてしまう。「もう、この子（人）の面倒は見切れない」「こんな子（人）、いなくなってくれたらいい」と思うところまで、追いつめられることも珍しくない。

一方、回復したケースを見ると、そうした苦しい時期を乗り越えて、とことん向かい続けた結果だといえる。誰かが、その役目を果たしたのである。その誰かが、親や配偶者のこともあれば、第三者のこともあるし、その両者のこともある。誰か一人というよりも、何人かに支えられてということもある。

いずれにしろ、いくつもの峠を越えて、向かい続けられるかどうかに勝負がかかっている。そうした根本に比べれば、枝葉末節のテクニックや働きかけなどの方法は、さして重要ではないといえるほどである。どんなことがあっても見放さず、とことんつき合い続けるという姿勢が本人に伝わり、得心されるにつれて、本人の中に安心感と信頼感が徐々に回復され、嵐はいつとはなしに収まっていく。この嵐の季節の間、本人を信じ、逃げずに向かい合うことができるかどうかに、回復はかかっているのである。ときには、関わり続け、その人の回復を誰よりも願っていた人が亡くなってしまい、その後、落ち着いてくるということもある。

逆に、悪いパターンは、何か問題が起きた当初は熱心に関わり、できもしない空約束をし、ちやほや機嫌をとるのだが、その余韻が薄れてきたり、同じことの繰り返しが続いたりするにつれ、だんだん関心を失い、逃げ腰になって見捨ててしまうという場合である。それは、傷口に塩を塗るようなもので、本人をさらに痛めつけてしまう。

そうならないためにも、あまり熱くならず、すぐに結果を出そうと意気込みすぎないことである。冷静なアドバイスをしてくれる専門家などに定期的に相談し、ペースメーカーとなってもらうのもよい。多くのケースは、改善までに何年もの時間がかかる。そのことを頭に入れて、気長に、細く長く関わるスタンスで接していくことが大事である。

毎日のように書かれた手紙

先に例を挙げたヘッセは、その後、回復を遂げていく。その上で、重要だったと思われることの一つは、ヘッセの両親が、決してヘッセを見捨てたり、関心を向けるのを止めてしまわなかったということだ。

ヘッセが学業を諦め、その後、書店員として働いていた時代に書かれたおびただしい手紙が残されている。驚くべきことだが、ヘッセ親子は、毎日のように手紙を書いて、やりとりをしていた。手紙の中で対立することもあったが、お互いが向かい合うことを止めることはなかった。ヘッセの両親の養育には、厳格すぎたり、本人の気持ちをうまく汲めなかったりといった不適切な面があったことは否めないが、それでもヘッセに対して、関心と愛情を持ち続けたことは間違いない。ヘッセは一時、自分は見捨てられた子どもであるとの思いを抱くこともあったが、こうした手厚く、根気強い関わりによって、自分が決して見捨てられてはいないことを実感し、前向きな気持ちを回復していったのだろう。

本人の主体性を重視する

もう一つ重要なことは、その人の人生の主体と責任はその人にあるということである。結局、その人の責任で決断し、行動することでしか、本当の改善は起こらないのである。その意味でも、こちらの考えや期待を押しつけ、本人を誘導することは極力避けたい。

境界性パーソナリティ障害の中でも、普通の家庭の出身者に多いタイプは、大部分、主体性と責任を侵害されることによって出来上がってしまった「偽りの自分」に対する拒絶反応なのである。自分の力で試行錯誤し、精神的な遍歴を行うことが必要なのである。

したがって、遅きに失したとはいえ、今できる最善のことは、親や周囲が本人にかけている一方的な期待や価値観の押しつけを一切止めることである。本人の選んだ道や本人が大切にしていることに、温かい眼差しを注ぐことである。

境界性パーソナリティ障害の人の家族でありがちなのは、本人の気持ちや状況を基準にしてではなく、親や家族の基準で物事を判断してしまうということである。そうなると、本人は自分が自分であることへの安心を得られないばかりか、どんどんダメの烙印を押され、追いつめられていく。

ただし、危険なことをしたり、限度を超えた行動に及ぶときは、はっきりストップをかけ、躊躇することなく必要な処置をとる。自分自身を守れない状態のとき、その人を守ってやるのは、親や支え手の責任である。

本人に主体性を戻すことは、責任を戻すことでもある。本人が本来すべきことまで、代わりにしているような場合は、自分の力と努力で、対処させるように徐々に切り替える必要がある。問題を起こしたとき、うやむやにせずに、本人にきちんと責任をとらせることが、結果的に見ると、よい方向に変わるきっかけとなる。本人かわいさに、ごまかして守りすぎると、結局どんどんエスカレートさせてしまう。本気でその子を救おうと思うならば、腐りかけた片足を切り落とすような覚悟も、ときには必要なのである。

目的と枠組みを明確にする

専門家などの第三者が関わる場合、家族やパートナー以上に重要になってくるのは、何を目的としているかが明らかになっていることである。ただ親切や優しさからだけでは、支えるための支えになってしまい、本人の自立能力を弱らせていく危険もある。

目指すべき目的が、当面困っている問題や症状を改善することなのか、自立能力や適応力を高めることなのか、自分を見つめ直して、もっと根本的な改善をはかることなのか、目的とすることを、はっきりさせておく必要がある。初期の段階とは、目的が変わっていくこともある。ときどき目的を確認することは、気持ちを引き締める効果もある。

どういう目的に向かっていくにしても、主体はあくまでも本人であるということもきちんと押さえておかなければならない。何かをしてもらったからよくなる、というように安易に考える糸口を与えると、後で困ったことになる。

その上で、どういう頻度で、どれくらいの時間を本人のために使えるのか、それ以外のときに突発的な事態が生じた場合はどうするのかということについて、ルールを取り決め、できることとできないことを、できるだけ明確にしておく。できないことを無理してしようとすると、長続きしないので、余裕をもって対応できる範囲での関わりを心がける。この関わりを三年続けられるかという基準で考えるとよい。

ルールが守れない場合は、手を貸せないことを、最初のうちにはっきり告げておいた方がよい。危険な場合は入院させるといった、より制限の強い治療が必要になることも伝えておく。

こうして釘を刺しておくことが、援助が際限もなく迷走してしまうことを防ぐ。枠組みを再三守れない場合は、はっきり関係を終結させた方がよい。そういう厳しさが、変化を生む原動力となる。迷走しそうなときは、目的と枠組みを再確認することで、再び締まっていく。

耳障りでないことだけを語るのはよくない。最悪の場合についても、一言触れて釘を刺す必要がある。というのも、このタイプの人の頭の中では、アンビバレントな考えが湧き起こりがちである。いいことだけを強調すると、心の中に反対の考えが生じたり、期待が裏切られたりしたときに、反動が強く現れてしまいやすい。悪い場合についても明言することによって、そうした事態を防ぎやすくなる。

穏やかで冷静な態度をとる

先に述べたように、境界性パーソナリティ障害では、基本障害の一つとして情動のコントロール不全があり、感情的な反応を起こしやすい。それに対して、感情的な反応で応じてしまうと、たちまち激しい感情のぶつかり合いになってしまう。また、虐待や横暴な扱いを受けて育った人が少なくなく、それがトラウマになっていて、大きな声を聞いただけで、恐怖感や敵意に囚われる人もいる。

したがって、本人が強い感情を見せたとしても、穏やかで冷静な態度で応じることが基本になる。しかし、境界性パーソナリティ障害の家族では、しばしば感情的になりやすかったり、極端な反応をしてしまいやすい傾向が見られる。

本人ばかりが問題視されがちであるが、第三者が見ると、どちらか一方の親と本人の反応の仕方が、そっくりであるということもよく経験する。小さい頃から、子どもは親の行動を見て、行動スタイルや考え方を学ぶ。本人に改善を求めていくためには、親がまず手本を見せる心構えで、穏やかで冷静な態度を保つことが求められる。親が少し変わるだけで、子どもはその何倍も変わっていく。

恋人や配偶者の場合も同じである。パートナーが感情的に反応しやすいケースでは、状態も関係も不安定になっていきやすい。まず、パートナーが過剰反応しないことを学ぶ必要がある。だが、親であれ、恋人（配偶者）であれ、専門家でさえも、このことは口でいうほど簡単ではない。境界性パーソナリティ障害の人は、自分の苦しさや苛立ちをわかってもらおうとして、それを相手にぶつけてきたり、ときには相手の急所をぐさっと突くような攻撃、挑発を行ってくることもある。プライドをズタズタにされ、忍耐の限界が試されるようなときもある。

そういう場合には、「そういう言い方はしない方がいい」「助けになろうと思って話をしているのに、そういう言い方を聞くのは、とても悲しいな」「自分の助けになろうとしている人を、傷つけていないか？」と冷静に返すと、本人も冷静さを取り戻しやすい。

ただ、物事には例外がある。穏やかで冷静な態度が基本だが、それは、強い感情をすべて抑えなければならないということではない。ときには、怒りや悲しみを露《あら》わにすることが必要なときもある。「いい加減にしなさい！」「逃げても、何も変わらないぞ！」「約束したんじゃないのか！」と、一喝することが、本気を示す上で、不可欠な瞬間がある。あるいは、泣き崩れ、弱り切った姿を見せた方が、自分のしていることに気づくこともある。そうした瞬間は、重要なターニング・ポイントとなりうる。だが、あくまで、それは例外的な瞬間であり、例外的だからこそ、力をもちうるのである。

先入観や推測で決めつけない

境界性パーソナリティ障害の人は、そうした問題が起こり始めてから、あるいは、小さい頃からずっと、決めつけられる接し方をされていることが多い。どんな行動をとろうと、その行動自体よりも、その動機や意図についてネガティブな推測をされ、「また、この子は」とか、「どうせ、また困らせられるのでは」といった先入観で判断されていたケースが多い。たとえ前向きな努力をしても、それを本心では評価せず、疑いの目を向けるということもありがちだ。

そうしたことが繰り返される中で、本人も決めつけられることに非常に過敏になっていることが多い。決めつける言い方を感じ取った瞬間、どうせわかってもらえない、どうせ認めてもらえないと感じて、心を閉ざしてしまい、せっかくの前向きの努力を放棄してしまうこともある。

境界性パーソナリティ障害に見られやすい問題点の一つは、事実と推測を一緒くたにしてしまうことである。ところが、その起源はどこかといえば、まさに周囲が、本人に対してそうした扱いをしてきたことなのである。周囲が先入観や推測で本人を判断し、決めつける対応をしたことを、本人はいつの間にか学習してしまった面がある。その点を改善していくためにも、周囲は先入観で決めつけた判断をしないよう心がけ、客観的な行動や状態を純粋な目で見る態度が大事である。

したがって、どういう場面でも、決めつける言い回しを使わないことが原則である。「もしかして～ではないの？」「～と感じることはないの？」「～することもあるのかな？」「違っているかもしれないけど～ということはない？」といった、本人にノーと答える余地を残した言い方をすることが基本である。

心の中で拒否していないか

本人の状態が落ち着いていくのに、もっとも有効な方法は、親や本人にとって重要な家族との関係が改善することである。この部分をないがしろにして、いくら治療や援助を行っても、なかなかよくならず、頭打ちになりやすい。

境界性パーソナリティ障害の家庭では、親は本人に対して冷たく拒否的であるか、とても過保護で、抱え込んでいるかのどちらかになりがちである。家族はもちろん、両親の間でも、対応が真っ二つに割れていることもある。つまり、母親は本人のいいなりで過保護であるのに対して、父親が本人を拒否してしまっているか、逆に母親は本人を煩わしく思っていて、冷たくあしらい、その分を父親が何とか補おうとしているかである。親が拒否していて、恋人や配偶者が、何とか支えになろうとしているというケースも多い。

親から見ると、本人は、失望させられた子と映っているのが普通である。失望させられただけでなく、この子のために、ひどく不快な思いや迷惑を蒙ったと、内心で思っていることも少なくない。本人の前では調子を合わせているが、お互い陰で悪口を言い合っているということも、しばしば見られる。中には、「あの子が恐ろしい」と、恐怖感をもっていることもある。いくら上辺をとり繕っても、そうした内心の気持ちは、気がつかないうちに態度や言葉の端々に表れるものだ。本人は、敏感にそのことを感じとってしまう。

いくら他の面で援助し、治療に協力しても、本人に対する否定的な感情や拒絶的な思いが強いと、なかなか改善はおぼつかない。逆に、本人を気持ちの上で受け入れるようになると、緊迫していた状況が、よい方向に変わりやすい。援助者や治療者の重要な仕事の一つは、傷ついた親の思いを受け止めた上で、ネガティブな囚われを解き、親子がつながり直す仲介役となることである。

境界性パーソナリティ障害の症状の第一段階は、現実的なつまずきで始まっていることが多いが、もっと厄介な第二段階は、そのことで本人に失望した親や周囲の対応が、それをこじらせている部分が少なくない。まず親が、自分の失望や傷ついた思いではなく、本人の気持ちに目を注ぐ冷静さを取り戻し、傷ついた本人の心を、本人の気持ちに立って受け止めることである。それができると、こじれていた第二段階の部分が改善し、対応や関わりが、ぐっと容易になることが多い。その境地は精神的な悟りに近いものであるが、改善した多くのケースでは、家族はそうした境地を体験している。

それによって信頼と安心が生まれることで、本人は愛情を確かめるために、周りを試したり、故意に困らせたりということではなく、本当の課題に目を向けていくようになる。安心感のベースが与えられない限り、スタートラインにさえ立つことができないのだ。

中立的な態度で接する

治療者、援助者として関わる場合も、前三項目で述べたことは同じく当てはまるし、一層求められるともいえる。その際の基本は、誠実だが、あくまで中立のスタンスを維持することである。境界性パーソナリティ障害の人は、自分に対して否定的な見方をしているか、好意的な見方をしているかということに、とても敏感だ。少しでも自分のことをよく思っていない、不信感をもっていると感じると、本人も相手に不信感をもち、相手を受け入れようとしなくなる。敵意を見せたり、挑発するような言動や刺々《とげとげ》しい態度で反応してきたりということになり、関係が築けない。逆に、過度に好意的に親しみを込めて接近すると、急に期待を膨らませたり、何でもしてもらえるような幻想を抱き、それが期待はずれだとわかると裏切られたように思って、攻撃的になりやすい。

まず、本人を先入観で見ないように、できるだけ真っ白な心で接することがポイントになる。すでに「問題児」や「クレーマー」扱いされていることも多く、さまざまなラベルがついていることもあるが、それに目を曇らされないことが大事である。比較的普通の人も、「問題児」扱いしていると、本当に「問題児」になってしまう。

かといって、何でも受容する甘い態度も、落とし穴にはまりやすい。ことに困っていると放っておけない親切心と熱意あふれる援助者ほど、用心が必要だ。親切というのは、かえって危うい一面をもつ。むしろ「仕事として」「専門家として」「この時間だけ」本人の手助けのために知恵と知識を使うのだと、はっきり割り切った姿勢を見せる方が混乱を防げる。たとえ、その人のことをずっと考えていたとしてもである。そして、あくまで主体と責任は本人にあることを繰り返し伝える。誠実な態度と甘い態度とは違う。誠実であることは、必要なら厳しいことも言えるということである。

中立的な態度と立ち位置を守り続けることも重要である。境界性パーソナリティ障害の人は、一旦親しさを覚えるようになると、急速に依存してくる。この人は自分の言うことを聞いてくれると思うと、自分のために何でもしてくれる、代わりに問題を解決してくれるという思い違いを生じやすい。それに応じ出すと、本人の回復のための援助ではなく、援助のための援助になってしまう。それは、不適応をかえって固定化させてしまう。

本人が立ち向かわねばならないことを代わりにしてしまったり、判断を委ねてきたりすることに対して、安易に答えを教えてしまうことは、長い目で見ると本人を弱らせてしまう。最終的には、本人に自分の足で立たせることが目標である。そのことを念頭に、代理人にならないように気をつけねばならない。自分で対処させ、自分で責任をとらせることが基本である。

激しい感情をどう受け止めるのか

境界性パーソナリティ障害の人は、相手に気持ちを許すにつれて、激しい感情をぶつけてきやすい。悲しみや怒りや、恐れや不安といったものを露わにし、子どものように泣いたり、助けを求めたり、怒りをむき出しにしたりする。

そうした場合、まずすべきことは、その人の置かれた状況を考えるならば、そんなふうに感じることは、至極もっともで、当然なことだと受け止めることである。「あなたがそう感じるのは、当然だと思う」「よくそこまで耐えたね」「あなたの気持ちは、よくわかる」と、伝えるのである。だが、それで終わってはいけない。その上で、「それは、とても、つらくて苦しいことだけど、それを乗り越えることも大切なんだよ」「どうすればいいか、考えていこうよ」と、方向転換を図る。「もしかして、それは、〜ということなんじゃないかな」と、視点を切り替え、客観的に状況を整理していく。こうした対応をすることにより、情動反応をコントロールし、冷静に対処する術を学んでいくのである。

逆に、最悪なのは、感情に感情で応じてしまうことである。ついで望ましくない対応は、本人が示している感情自体をはぐらかしたり、否定する接し方である。「それは思いすごしだ」「そんなふうに感じる必要はない」といった言い方は、本人からすると、自分の気持ちを受け止めてもらえなかったと感じ、その次から、気持ちを表すことを抑えるようになる。その人の前では、何事もない面接に終始したところで、何ら問題は解決しない。ただ、耳を塞いでいるに過ぎない。もっと悪いのは、「そんなふうになるのが、病気なのだ」といった烙印を押すことや、「不満ばかり言っていないで、やってもらっていることに感謝しなさい」といった説教をすることである。その場は引き下がらせることができたにしろ、内心の反発を強め、何の進歩も期待できない。そうした対応は、まさに、これまで本人が受けてきた仕打ちを上塗りすることに過ぎないからである。

試すような行動を取られたらどうするか

境界性パーソナリティ障害の人は、しばしばこちらの辛抱を試すような行動をとる。してほしいことを、わざとしなかったり、ドアを大きな音を立てて閉めてみたり、不機嫌な顔をしたり、返事をしなかったり、規則違反すれすれのことをわざとやってみたり、教えているのに、頑なに自分のやり方で通そうとしたり、ふて腐れて、やる気がないという態度をこれ見よがしに見せたり、こちらが、「もう、いい加減にしろ！」と叫びたくなることを、次々と行うときもある。こうした行動は、相手を挑発し、苛立たせることを、意識的、無意識的に意図している。力になろう、支えようとしている人ほど、そうした態度をとられると、頭に来てしまう。

こうした行為には、いくつかの意味がある。

一つには自分の中の苛立ちを、そうした形で表現しているということである。

二つ目は、相手が挑発に乗って、爆発すれば、一気に苛立ちを放出できるということである。つまり、ネガティブな情動的反応が起きたとき、それを極限にまで暴走させることで解消するという悪い行動パターンを繰り返そうとしているのである。

三つ目は、こちらの反応を試しているということである。あっさり本人の挑発に乗って感情的に反応してしまえば、本人の否定的な確信と、これまでの行動パターンを強化しただけで終わる。

だが、たとえば、本人のそうした行為に対しても、さりげない言葉やユーモアを用いて、気分をうまく切り替えたり、辛抱強く見守ったり、「何か話したいことがあるんじゃないの？」と、優しく声をかけたりすれば、本人は、「あれ？　これまでと違うぞ」と思うだろう。そうした反応を何十回も繰り返せば、本人とあなたとの関係は自ずと変わってくるし、本人の態度も変わってくる。こうした試しを乗り越えることで、あなたは話のできる人間とみなされるようになるのだ。

言葉に囚われずに本音を汲む

境界性パーソナリティ障害が、よい方向に変化する最大の原動力を生み出すものは、気持ちを汲むことである。これは、境界性パーソナリティ障害の治療に限ったことではなく、すべての対人関係や社会的関係に通じることだろうが、気持ちを汲まれることほど、人の心を動かすことはない。どんなに頑なに凝り固まった心も、傷つきに囚われ、過敏になった心も、気持ちを汲まれると、その殻をやわらげるものである。

境界性パーソナリティ障害の人の親子関係では、しばしば気持ちを汲むのが、とても不器用な傾向が見られる。「お前なんかに、近寄ってほしくない！」「顔も見たくない！」と、罵声を浴びせられた母親が、関わることに自信をなくし、「あの子が近寄ってほしくないと言ったから、自分にしてやれることはない」と嘆いて、関わりから手を引いてしまうことがある。

しかし、まさにそうした気持ちを汲む能力の乏しさが、わが子を不安定にし、激しい怒りへと向かわせているといえる。

気持ちを汲むのが苦手な人は、言葉を額面通りにしか受け取らない傾向がある。わが子に言われた言葉に傷つき、それを根にもって、いつまでも恨みがましく思っているという場合もある。そうした親には、その子がどんな思いで親に認めてもらおうと頑張り、それが結局、期待外れな結果になったことで傷ついているかがわからないのである。さらにトンチンカンな方向に働きかけて、よけい本人の苛立ちを強めることもしばしばである。自分の理屈や価値観を、本人の状況や気持ちとは無関係に、あくまで押しつけようとすることもある。

境界性パーソナリティ障害の人の親に共通して見られやすい傾向は、自分の気持ちの方に、視線が向いていることである。本人の痛みに目を向けているように見えるときも、実際は、それ以上に、自分自身の痛みや失意の方に囚われていることが多い。痛々しい姿を見せられておろおろするのも、自分自身の心の痛みに耐えられないからである。苦しんでいるわが子の痛みよりも、そうした姿を見せられることによって、自分が苦しめられ、心を痛めつけられることの方が耐え難く感じるのである。心のどこかで、親を苦しめるわが子に、落胆と非難がましい気持ちを抱き、困り者扱いしている。

こうした関係は、皮肉であり不幸である。子どもは、親を本心では求めていて、認めてもらいたいと願っている。関係がすっかりこじれているような場合でさえ、親も本当は、わが子の助けになりたい、わが子が幸せに暮らしてほしいという気持ちをもっている。ただ、あまりにも親自身、余裕がなかったり、プライドを傷つけられたり、落胆させられたことへの怒りや不満から、素直にわが子に向き合えなくなっている。子どもの方も、どうせあの親にはわかってもらえない、あの親には認めてもらえないと諦めることで、これ以上がっかりさせられたり、傷つけられたりすることを避けている。本心を見せることなく、上辺では普通の親子関係を演じていることも多い。ときには親子の間で、気を遣いすぎと思えるほど相手をもち上げたり、和気藹々《あいあい》のムードを演出することもある。

だが、その実、本心など何も言えないのである。言ったら最後、喧嘩になって、二度と修復できないのではないかと恐れている。実際、本音を言ったりすると、そっぽを向いてしまい、関係がしばらく途切れてしまうこともある。

こうした不幸な関係に終止符を打ち、よい方向に変わっていく妙薬が、気持ちを汲むということなのである。本人が口先で、どういう言葉を使おうと、それに囚われることなく、心の目を、その奥底にある気持ちに向けるのである。こちらの都合や期待や気持ちではなく、本人の傷ついた気持ちを受け止めようとするのである。

第三者が接する場合も同じである。本人の気持ちに身を置いて、状況を思い描きながら、黙って傾聴することが基本である。すぐにわかったような気にならず、また、一度にすべてをわかろうと焦ることなく、どんな状況で、どんなことが起き、どんな気持ちであったかを、丁寧になぞっていく。ほとばしり出る気持ちを静かに受け止め、また、抑え込んだまま、なかなか出せない気持ちが語られるのを、辛抱強く待つ。

実は本人自身にも、何が起きているのか、自分の気持ちがどうなっているのか、わかっていないのだ。溢れ出るものを冷静に受け止め、あるいは、気持ちの襞《ひだ》をなぞるように解きほぐしながら、思いを一つ一つ言葉にして表現するという作業を繰り返す中で、自分の気持ちが自覚され、コントロールされやすくなる。

この作業をあまり急速にやりすぎないことも大事だ。徐々に言葉となり、少しずつ整理されていくのが、着実で安全な方法である。一度に吐き出しすぎると、バランスを失うこともある。面接時間が長くなりすぎないように少し短めの設定をしておき、少し物足りないという辺りで止めておく。面接と面接の間には、ほどよいインターバルをとり、過熱を防ぐ必要がある。

自殺企図にはどう対処するのか

境界性パーソナリティ障害で、もっとも苦慮するのは、自殺企図、自傷行為、薬物乱用、万引き、性的問題などの逸脱行動を伴ってくることである。ことに自殺企図や薬物乱用は、とり返しのつかないことになる場合もあり、注意がいる。自殺企図を何度も繰り返している場合、慣れっこになるうちに不幸な転帰に至ったり、重大な後遺症を残してしまうということもある。

こうした行動化に対しては、二面作戦で臨むのが効果的である。

一つの方針は、限度を超えた行為が見られたときには、大目に見ずに、医療機関に入院するなどの措置をとることを予め取り決めておき、実際そうなったときには躊躇せずに、入院治療などの行動制限を伴った対応に切り替えることである。行動制限がある方が、本人も自分をコントロールしやすくなることが多い。

また家族と離れることで、自分を見つめ直し、家族に責任転嫁していた問題を自分の問題として受け入れるきっかけにもなる。本人が可哀想だからという理由で放置することは、せっかくの改善のチャンスを逃すことにもなる。ただし、入院になった場合も、家族の責任は終わったと思ってはいけない。むしろ、そこからの対応が大事である。家族から離れて過ごす時間に、本人と家族が面会を重ねる中で、信頼関係が築き直されるということは、とても多い。ピンチをチャンスに変える絶好の機会だと受け止めたい。

もう一つの方針は、行動ばかりに目を奪われずに、行動の背後にある思いを汲むということである。これらの行動化はすべて、自分をわかってほしい、自分に向き合ってほしいという必死のアピールである。そこで、ただ問題に蓋をして、機嫌をとろうとしたり、見放すのではなく、たとえ苦しくても、本人がこだわっている点に一緒に向き合う必要がある。

自傷行為を強化してはいけない

悪い行動が抑えられると、ともすると安心して、関わりが手薄になりやすい。

しかし、うまくいっているときも安心しすぎずに、本人に愛情や関心を注ぐように心がけたい。状態が悪いときは、そうした受容的な関わりは減らして、必要な対処だけをするシンプルな関わり方に徹する。行動をコントロールできて初めて、より密度の濃い関わりを増やすのが原則である。ところが、実際に行われることは、その逆になりやすい。それは、悪い行動化に利得を与え、それを強化することになる。

たとえば、自傷行為をしたときに、感情的に反応しておろおろし、心配でたまらないという態度を示したり、何とか止めさせようと叱りつけたり、懇願したり、大騒ぎをすることは、自傷行為によって得られる満足を増大させ、自傷行為を強化してしまう。

愛情深い肉親は、わが子が手首からだらだらと血を流していたり、ぱっくり開いた傷を見ると冷静ではいられなくなり、過剰な反応をしがちである。感情的に反応しやすい人は、その点に十分注意する必要がある。思いやりはあるが、穏やかで冷静な態度を保つことが、問題を改善する上で重要になる。

また、議論をして説得しようとすることも、しばしば逆効果になる。境界性パーソナリティ障害の人では、頭がよく理屈っぽい人も多く、自殺などの問題行動を正当化する論理を組み立てるのがうまい。二分法的な論理に囚われやすいため、思考のワナに陥りやすい。否定すればするほど、逆にそれを強化してしまう。

「自分の気持ちを大切にしろって言ってなかった？ 自分の気持ちが死にたいんだから、死んで何が悪いの？」といった具合に、こちらの言葉を転用したり、「矛盾」を巧みについてくる。そうした場合、理屈で説得しようとすると、落とし穴にはまってしまう。

生きるべきか死ぬべきかという二分法で議論すれば、それは単なる二者択一の問題になってしまい、相手を説き伏せることは困難である。仮に説得できたとしても、死ぬなと強調すればするほど、パラドキシカルな反応を起こして、いつか死んでやろうという気持ちを強めてしまいかねない。

議論はせず、本人の言い分を黙って聞いた上で、「あなたの気持ちはわかったが、死にたい気持ちが強い状態では、自宅で過ごさせるわけにはいかないだろう」と、枠組みを確認し、端的に結論を告げるのが、本人を冷静にさせ、また二次的強化を避けることにもなる。

うまくいかないときこそ真価が問われる

物事には必ずうまくいかない局面がある。せっかく調子よくいっていたのに、些細なことで、不安定になり、悪かったときに見られていたような行動や態度をとるということは、しばしば起きる。そのとき周りは落胆とともに、無力感や苛立ちを覚えやすい。そこで「やっぱり、ダメか」とか、「また、同じことの繰り返しか」と、失望や怒りで反応してしまっては、これまでの努力も水の泡になる。

親もいつまでも元気なわけではない。先のことを案じ、いつまでこの状態が続くのかと焦りを覚えてしまうのはもっともなことだが、支える側の焦りは、大抵マイナスに働いてしまい、いっそう悪い状況を生みやすい。現状を冷静に話すことは大切だが、本人を責めずに、本人もつらいのだと気持ちを汲む言い方を心がけた方が、よい方向に変化するきっかけとなりやすい。

失敗してしまったときも、本人こそが傷ついているのだということを心に言い聞かせて、こちらの期待を押しつけず、冷静に対処することが大事だ。そうした関わりを続けていくと、「苦しい自分を見せても、冷静に受け止めてもらえる」「失敗しても、わかってもらえる」と、考えられるようになり、安心感と信頼感が築かれていくとともに、問題を客観的に受け止めていく訓練にもなる。それが、二分法的で、ネガティブな感情に支配された認知スタイルを、修正していくことにつながる。

言い方を換えれば、バランスがとれた人というのは、幼い頃から、親や周囲の存在が、トラブルが起きたときも冷静に対処して、本人の不安を取り除いてくれるという体験を積んだ人なのである。些細な問題に対して、逆に激しく感情的に反応し、「また、そんなことをして」と頭ごなしに決めつけられ、批判や揶揄《やゆ》にさらされて成長すれば、失敗すること＝悪いことというう単純化した定式を刻みこまれ、失敗する／失敗しない、悪いこと／よいこと、という単純な二分法に縛られたまま、心の成熟が止まってしまう。

本当に大事なことは、失敗しないということではなく、失敗したとき、それに冷静に対処し、そこから学ぶということである。

境界性パーソナリティ障害の認知には、失敗／成功という両極の結果しかなく、失敗というものを許せないという特徴があるが、そこから脱して、失敗することによってこそ、人間は成長するのだという認識を育てていくことが大事である。

ヘッセ親子が毎日のように手紙のやりとりをしていたことについて述べたが、もう一つ注目すべきは、手紙の内容である。優等生だった頃のヘッセは、手紙の中でも、いいことばかりを書き連ねる傾向があった。実際は、成績が下降する一方で、追いつめられていても、そんなことはおくびにも出さなかったのである。ところが、不安定になって、入院させられて以降、今度は悪いことや不満ばかりを書き連ね、そこまで言わなくてもいいのではと思うようなことまで書き、「この状況を何とかしてくれなければ、死んでやる」式の文面が目立つようになる。そして、書店員の職を得てからは、よいことも悪いことも、ありのままの生活を両親に知らせ、自分の考えを述べるようになる。明らかにバランスがよくなっている。二分法的な偏った視点を脱していることがわかる。

だが、考えてみれば、最悪のことを書き連ねた時期があったからこそ、ありのままの自分を、素直に見せられるようになったともいえる。あのひどい時期を経ていなければ、ヘッセは相変わらず、親が気に入ることしか言えないままで、人間として自己確立することはできなかっただろう。

こうした視点で考えると、境界性パーソナリティ障害とは、与えられた既成の枠に対する拒絶反応であり、その枠を脱ぎ捨てるための七転八倒だともいえる。ことに、親に支配されたタイプの人に、このことはよく当てはまる。本当の気持ちを話せるということ、ありのままの姿を見せるということの重要性を、しみじみと思う。不満や悪い点を持ち出されると、ついたしなめたくなってしまう人も多いだろうが、悪いところも話して受け止めてもらえるという安心感が、この障害からの回復において、鍵を握るのである。

第七章 境界性パーソナリティ障害を改善する

最下位のチームをコーチするつもりになる

境界性パーソナリティ障害の改善をはかっていく上で、まず大事なことは、前章で述べたように十分にその人が支えられていることである。突き放し、不安に怯えさせ、孤立無援の状況にたたき落としたところで、絶望して最後の手段を選ぶか、よけい鎧を固め、回復に抵抗するようになるだけである。まず、十分に支えられ、安心感をもつことが前提条件なのである。

しかし、そこに留まり続けていても、なかなか次の変化が生まれないことも多い。その段階に安住させてしまったのでは、逆に動きがとれなくなってしまう場合もある。本来の回復を遂げていくためにも、支えるだけではダメなのである。支えると同時に、改善に向けて変化させていく働きかけが必要になる。そのプロセスは、支え始めたときから、すでに始まっているといってもいい。支える視点と同時に、変化させる視点をもって臨むことが、本来の回復につなげていくためには不可欠である。

本章では、境界性パーソナリティ障害を、よい方向に変化させ、偏りを修正し、本来の自分を取り戻すことにつなげていく働きかけについて述べたい。

境界性パーソナリティ障害の人が助けを求めてくるときには、もう事態はかなり深刻になっているのが普通である。繰り返される自傷や自殺企図、薬物乱用やその他の問題でボロボロになった心と体、親子関係もズタズタの状態で、本人も周囲も疲れ切っている。

あるいは、頑張って取り組んでいたのに、また失敗してしまい、やっぱりダメなんだと落胆し、傷ついている。自信と希望を失い、投げやりな気持ちになっていることも多い。そうした状況から立て直していくためには、冷静さや技術だけでは無理である。ハートに働きかけ、それを奮い立たせる働きかけが、ときに応じて必要なのである。

自殺企図を伴う境界性パーソナリティ障害の改善に有効なプログラムを開発したマーシャ・リネハンは、境界性パーソナリティ障害の治療に取り組むことは、「リーグ最下位のハイスクールのフットボールチームの、シーズン最終試合でコーチをするようなもの」だと述べている。どん底から、大逆転を果たして、チームを勝利へと導くのと同じような技量と情熱が必要なのである。コーチやチアリーダーが、選手に再び戦う意欲を鼓吹し、困難に挑んでいく気力を蘇らせるように、境界性パーソナリティ障害の人を治療、援助する場合も、希望と自信を吹き込み、もっと価値ある人生を生きようと新たな力を生み出さねばならない。それは、弱り果て、すっかり自信を失った本人の力では極めて難しい。外から状況を眺め、応援している者だからこそできることなのである。そのための作戦をリネハンは「チアリーディング戦略」と呼んだ。

それは、リネハンの言葉を借りれば、「大声で叫んだり、命令したり、怒鳴ったり、おだてたり、甘いことを言ってみたり、何かを言い張ったり、懇願したり、提案したり、脅したり、指示したり、気を逸らせたり——これらすべてを適切な文脈で、適切な調子で行うことが、チアリーディングの手法なのである」

これは治療や援助の現実において、実際に何が行われ、何が必要なのかを、もっとも明確に述べたものだといえるだろう。弱って死の瀬戸際にいる者が奮い立ち、もう一度現実に向かい合い、それを乗り越えて生き抜いていこうとするのには、敗色濃厚で意気消沈した選手を、もう一度自分の足で立たせ、チャレンジさせようとする名コーチのような手腕が必要なのである。

では、実際に、弱って自信をなくしている人が、やる気と自信を取り戻し、それを維持していくためには、どういう働きかけが必要になってくるのだろうか。

名コーチのような関わり方は、誰にでもできるというものではない。しかし、名コーチの関わり方に備わっている方法を学んで、それを実践の中に活かしていくことはできるだろう。

どんな事態にも動じず、安心させる

希望を見失い、弱っている状態では、難しいことを言っても無駄である。まず、安心を取り戻させ、落ち着かせることが必要になる。

「大丈夫だ」「心配しなくていい」「きっとうまくいく」という言葉で大きく包むのがよい。

孤立無援感が、思いつめた行動や死へ追いやっていく大きな要因となる。状態が悪いときに責めたり自己責任を強調したりすることは、見捨てられ感を強めるだけである。苦しいときには助けを求めたらいいということ、決して一人ではないこと、いつも見守っていることを伝える。

「一人だけで悩まなくてもいい」「一緒に考えて行こう」「いつも見守っている」などの言い方は、よく使われるものである。

逆転の発想を刷り込む

悪い状態のときには、失敗した過去のことにばかり目が向きがちだ。過去を語ることが大事な局面もあるが、逆風のときに、過去のネガティブな体験にばかり囚われていては、いっそう弱っていく。眼差しの方向を切り替えさせていく必要がある。

過去のことは、いくら考えても変えられないけれど、未来は変えていけることを伝え、これまでの人生を嘆くよりも、これからの人生をいいものにしていこうと呼びかける。「本当の人生は、これからだと思うよ」「今まで苦しんだ分、これから取り戻そうよ」「過去は変えられないけど、未来は変えていける」「きみ次第で、どんなふうに生きていくことだってできるんだ」などの言葉を、同じ一人の悩める人間として語りかける。

さらに、逆境をはね除ける力を与えるために、最悪の状態にもいい点がある、と逆転の発想を刷り込んでいく。「これ以上悪くなることはない」「これから、よくなっていく」「ピンチをチャンスに変えよう」「苦しい分だけ強くなれる」「強くなるための試練を与えてもらったと思いなさい」といった言葉を口先で言うのではなく、心の底から伝える。

優れている部分に焦点を当てる

境界性パーソナリティ障害の人は自信を失っている。どんなに優れた点をもっていても、自分が劣っていると思い込んでいる。長所よりも欠点ばかりを考えて、それを嘆いたり愚痴ったり、それが致命的で、克服困難なことのように考えている。そうしたネガティブな囚われを中和する必要がある。

本人の嘆きや不満を受け止めた上で、「でも、あなたの〜なところは、なかなかのものだと思うけど」「でも、あなたの〜なところを、○○さんがすごく褒めていたよ」「きみは、ずいぶん謙虚な人なんだね。きみの、そういうところはいいな」「あなたには素晴らしいところがあると思うけどな」などのメッセージを伝える。

自分の不完全さへの嘆きや自己否定を受け止めつつ、それをもっと大きな肯定や賞賛で包むように返してあげることを何度も繰り返すことで、自己否定の傷口は少しずつ塞がっていく。

「きみは、どうしてなかなか見所があるね」「きみは、知れば知るほど味のある人だね」「きみの欠点だったところが、魅力に変わり始めている気がするな」といった言い方も、ただ肯定や賞賛を与える以上に変化や成長を意識させ、本人にとっては励みや自信回復のきっかけとなりやすい。

本人の可能性を信じ、それを伝える

境界性パーソナリティ障害の人は、失敗して傷つくことを恐れている。自分の能力を低く見て、成功することよりも失敗の原因になることばかりが頭を離れない。失敗してプライドが傷つくのを避けるために、チャレンジすることから逃げたり、他の問題を起こして煙に巻こうとしたりする。

だが、本当は頑張り屋の人が多く、自分を人に認めてもらいたい気持ちも人一倍強い。それゆえ、認められたいという気持ちをうまく励ませば、勇気を出して、やってみようかというモチベーションにつながる。

「きみなら、やれる」「あなたなら、やり遂げられると思う」「あなたなら、きっと最後にはうまくいく」「お前ならできると信じている」「きみは困難を克服する力をもっている」「きみには必要なものが、ちゃんと備わっている」というメッセージを伝え続けることである。その前に、無論、働きかけを行う人自身が、それを信じていなければならない。

「どうして、そんなことが言えるのだ」と問い返してくるかも知れないが、その場合は「私にはわかるし、私はそう信じている」と答えるだけでよく、その理由をいちいち説明する必要はないとリネハンは述べている。

もっとも重要なことは、本人の力を信じること、希望を捨てないことである。だが、現実には何度も失敗が続くと、本人の力や可能性を信じなくなってしまう。専門家も失敗のリスクばかりを考えて、本人の能力よりはるかに下のことしか求めなくなってしまうこともある。本人の現実を無視した、過剰な期待をかけることは厳に慎まねばならないが、本人に本来の自信と希望を取り戻させるためには、本人が簡単にやりこなせることよりも、少し努力を要することにトライするように励ますことがチアリーディング戦略においてはポイントである。あまりにも簡単で、トライしがいのない課題を与えられるよりも、自分の能力を認めてもらえたと感じて、やる気や興味を示すことも多い。

また、弱っている状態のときに、本人の努力が足りないような言い方をすることは、よけいに力を奪ってしまう。本人は一生懸命やっているのだという気持ちをもって接することが大切だ。「無理しなくていいよ」という一言が、わかってもらえているという安心感になる。

「よくやっているよ」「きみが思っているよりも、進歩している」「この調子でいいよ」「ずいぶん成長したね」といった肯定的な言葉かけが基本である。

まだ不十分な点や改善すべき点があるにしても、それは、これからクリアしていけばいい課題であり、できていないことを指摘しても、それは意欲をくじくだけである。

「聞く」テクニックを磨く

話を聞く場合の基本は、共感しながら傾聴し、受け止めることであるが、変化を引き出すためには、それだけでは不十分である。もう一歩踏み込んだ「聞く」テクニックが必要になる。それは、映し返しと呼ばれるテクニックである。

映し返しは、こちらの理解が的外れでないかを確かめながら、相手に自分の発言内容を伝え返す技法である。その方法は、本人の発言をそのままなぞり返すことから始まって、意味や意図を確かめたり、要約・整理したりすることからなる。その場合、もっとも大事なことは、批判や評価を含めずに、鏡のように純粋に映し返すということである。

映し返しの方法は幅広い。相づちを打ちながら、相手の言葉を繰り返すことから始まって、「〜って言ったけど、それは、どういう意味かな？」「それは〜ということ？」「きみが言いたいのは、〜ということかな？」と、相手の発言を要約することも大事な手法だ。「違う」という反応がくれば、説明してもらう。この場合も、膨らみのある自然な会話を心がけ、詰問したり、非難するような口調にならないようにする。

言葉だけでなく、行動や考え方も、映し返すことができる。「〜したということ？」「〜したよね？」と、まず事実を確かめてから、「それは、どうして？」「そのときは、どんな気持ちだったの？」と訊ねる。うまく答えられないときは、「もしかして〜という気持ち（意味）かな？」と、言葉にしてみせる。「そうかもしれない」と返ってくれば、「その気持ちって、どんな感じ？」と、自分の言葉で語ってもらうように水を向ける。「違う」と否定すれば、こちらの考えは押しつけずに、「じゃあ、どんな感じかな」と訊ねる。

より高度な映し返しでは、相手の言動を、本人の前で演じて見せるということも行われる。それを見て、相手は笑い出すかもしれない。自分の行動や考え方の滑稽さに気づくからである。高度な映し返しには、そうした技術が必要である。境界性パーソナリティ障害の援助や治療の難しさは、それを行う者に高度な資質と訓練を要求するということでもある。

映し返しには二つの効果がある。一つは、相手の考えや気持ちを、より忠実に言葉にできるということである。関心の多くは、その言葉が事実や真意を正確に反映しているかどうかに注がれ、それがよいことか、悪いことかについての判断は行われない。それによって本人は、自分をありのままに表現することを肯定されるという感覚を味わうことができる。

自分の気持ちがしばしばわからない境界性パーソナリティ障害の人にとっては、それは自己認証の機会となる。本人は傷つけられることを恐れず、自分の気持ちや本音を述べ、それによって主体性を取り戻していくのである。

映し返しのもう一つの効果は、セルフモニタリング効果である。自分の言葉や行動がそのまま映し返されることで、それを第三者的な目で眺めることができる。それはちょうど、自分の行動をモニター画面に映し出して見るようなものである。言われただけではわからない、自分の滑稽な癖が一目でわかり、改めようという動機づけになる。

ピンチをチャンスに変える言葉を使う

境界性パーソナリティ障害の治療法として開発され、薬物療法以外で最初に有効性が実証された治療法に、弁証法的行動療法（ＤＢＴ）がある。近年、日本でも非常に注目されている治療法である。この治療法の一つの柱は、認証と呼ばれる戦略である。

DBTを開発したリネハンは、自分が患者と面接している様子を第三者にモニターしてもらいながら、どういう働きかけが有効であるかを検証するという取り組みを長年にわたって積み重ねた結果、この認証という関わり方が鍵を握ることに気づいたのである。

認証は、ある特定の技法を意味するのではなく、すべての関わりのベースにある基本姿勢である。それは、われわれが普段でも意図せずに行っているものであり、むしろ東洋的な発想では、ごく自然な対処法だともいえる。

では、認証とは何か。それは一言でいえば、ピンチをチャンスに変える受け止め方である。どんな悪いことや困ったことにも、必ずよい面や学ぶ点があるという発想で、物事を受け止める態度である。

境界性パーソナリティ障害の人は、全か無か、100点か0点かという二分法的な認知に陥りやすい。そのため、些細な悪い点も、すべてを台無しにされたように感じ、何事もダメな点や不満な点ばかりに目が注がれてしまいやすい。そうした認知スタイルが、ありのままに愛することや信じることを困難にし、自分自身だけでなく、周囲の人も苦しめてしまう。

この認知のスタイルは、すでに述べたように、親や周囲の人との関わりの中で身につけてしまったものである。周囲の人は何かトラブルが起きたとき、認証を与えるよりも不認証を与えてしまったのである。トラブルが起きると、火に油を注ぐような反応をし、本人を非難したり罰を与えたりしてトラブルを冷静に乗り越えるのではなく、トラブルはダメなこと、トラブルを起こす自分はダメな人間という二分法と自己否定を刻印してしまったのである。

境界性パーソナリティ障害から回復させることは、まさに、その逆をやっていかねばならない。どんな悪いことにもプラスの意味があり、それは必要かつ必然性をもった行為であって、そこから何かを学んでいけるのだ、成長していくきっかけにすることができるのだということを頭で理解するだけでなく、心の底から実感し、身につけていくことが必要なのである。

そのためには、普段の言葉遣いがとても大事になる。すぐに全否定したり、悪い点に過剰に反応する受け止め方を周囲の人がさりげなく修正し、全否定したことにもプラスの面があることに気づかせるような言葉かけをしていくことが重要なのである。

「これは、ただ~ということだよ」「こんな最悪なときでも、~というよいこともあるじゃないか」「こんなときに、よくそんなふうに考えられたね」「それには、何か意味があるはずだよ」「それがわかっただけでも、すごいじゃないか」「転んでも、ただでは起きないってやつだね」等々。

周囲の者は、本人も気づいていないよい面やプラスの意味を見つけ出す名人にならなければならない。そして、そのプラスの部分に、積極的に反応するのである。

ところが、現実の多くのケースでは、悪い点やダメな点を発見する名人になってしまっている。せっかくよい面が出てきている場合でさえ、その点に目をやらずに、悪い点の方だけを問題にし、「ちっとも変わっていない」「進歩しないな」と、一言で切り捨ててしまうことも多い。これでは、よくなるものもよくならない。

この認証という戦略は、境界性パーソナリティ障害の治療に限らず、子育てや教育、会社での部下指導など、あらゆる局面に応用力をもつ姿勢だろう。

きっかけと本当の原因を区別する

リネハンが、認証戦略と並んで、もう一つの柱とするのは、問題解決戦略である。問題解決戦略は、実際の問題に対処することを助けるだけでなく、対処するスキルや能力を高めていく。ところが、そもそも「問題」とは何かという点が問題なのである。境界性パーソナリティ障害の人において起こりやすいことは、本当の問題と、単にきっかけに過ぎない問題を取り違えてしまうことである。たとえば、当人の中では、自傷行為の原因は、友達の冷たい態度やメールがすぐに返ってこなかったことにあると感じている。だが、それは「きっかけ」であって、「本当の問題」ではない。

つまり、「問題」には二種類あるということになる。一つは、目の前に生じたトラブルであり、不快でストレスを生じる出来事である。この類の問題は、人が暮らしている限り避けがたい。絶えず問題は起きていて当たり前なのである。もう一つは、こうした問題が生じたときに、どう受け止め、どういう解決を行うかということに関わるものであり、そのとき不適切な解決の仕方をしてしまいやすいという問題である。そして、本当の問題は、いうまでもなくこちらの方にある。

けれども、境界性パーソナリティ障害の人では、「きっかけ」の方を問題だと思ってしまい、「本当の問題」にはなかなか目が向かないのである。いつも「きっかけ」となる問題に目を奪われていて、どうしたらいいかと悩んでいる。もち込んでくる相談は「本当の問題」ではなく、「きっかけ」に過ぎない日常の些事やトラブルをめぐるものに終始する。

「彼氏が優しい言葉をかけてくれない。自分なんかいない方がいいんだ」

「また一キロ太ってしまった。もう絶望的な気持ちになる」

「会社をクビになってしまった。もう死にたい」

こうした問題も、本人にとっては、すべて切実なものだが、これらの目先の問題に右往左往している限り、根本的な改善は訪れず、いつまでも目先の問題に悩み続けることになる。そこから先になかなか進めない。当人にとってはそれこそが問題であり、それ以外にもっと本質的な問題があることにさえ気づかない。

だが、本当の問題は別のところにある。実際、よくなって、自分の問題への理解が培われてくると、同じトラブルや不満も違った見方ができるようになっていく。

「彼氏がもっと優しい言葉をかけてくれたらって思うこともあるけど、また自分の不満を彼のせいにしたらいけないと思って」

「何でも体重のせいにしても始まらないし。何かのせいにするというのが、いつもの悪い癖」

「仕事やお金も大事だけど、私の場合、健康がもっと大事だから。しばらくお休みをもらったのだと思って、ゆっくりする」

「きっかけ」の問題に囚われずに、少し下がって俯瞰的に眺めることで、もっと根底にある問題に目がいくようになる。トラブルが起きても、それに対して最適な解決法を選択し、行うことができるようになれば、トラブルが起きること自体は別に問題ではないということに気づいていく。問題は、トラブルに対する受け止め方や対処の仕方だったのである。

ここに挙げた例であれば、トラブルを過度に悲観的に受け止め、自分が生きる価値のない人間である証拠だとみなしてしまうといった、自己否定的な認知が共通して見られる。

本人の苦しさを受け止めることも大事だが、そこで終わらず、それが一面的で近視眼的な見方であり、そこに囚われないことを教えることが、次のステップとして必要なのである。

では、「きっかけ」の問題から、本当の「問題」に目が向けられるようになるには、どうしたらよいのだろうか。

悪いパターンを見つけ出す

境界性パーソナリティ障害の人には、認知や感情、行動の反応パターンに特有の癖がある。本当の問題は、その癖と関係している。改善のためには、それを見つけ出して自覚させ、修正していくことが必要なのである。

それを、どんなふうに進めていけばいいのか、一例を挙げて見てみたい。たとえば、カッとなって暴言を吐くことを繰り返している人の場合を考えてみよう。

まずは、どういう状況で、そうした反応を起こしたのかを、つぶさに思い出してもらう必要がある。すると、些細な理由で注意を受けたことが、きっかけだったとわかったとしよう。そのとき、それをどんなふうに受け取り、どんなふうに感じたのかを、話してもらう必要がある。「また厭なことを言われたと思った、それでイライラした」という答えが返ってきたならば、「そう思ったんだ」と、そのまま受け止める。いきなり修正しようとして、「それは違う」「的外れである」などと否定や非難をしてはいけない。その人がそう感じ、受け取っている事実を尊重し、本人が感じているように、こちらも理解しようと努める。「そんなふうに受け取ったら、確かに厭だったね」といった仕方で共感を与える。その上で、「本当に相手はそう

記録用紙の一例

日付	2月6日
きっかけになった出来事	携帯電話を使いすぎると、親に文句を言われた。
あなたは、それをどう受け止めたか	妹には甘いのに、自分にだけは厳しい。なぜ、そんなことばかり言われないといけないのか。
あなたは、それにどう反応したか	イライラした。親に暴言を吐いて、それでも、モヤモヤして、リストカットをした。
後で冷静になったとき、考えたこと	親と暮らしたくないが、暮らすしかない。それが、つらい。親の言葉に、過度に傷ついてしまう。黙って流せばよかった。
その後、どうなったか	親とは、翌日も口を利かなかったが、今は普通にしている。

いうつもりで言ったのかな？」「他の可能性はないのかな？」と冷静な視点でもう一度振り返ってもらう。さらに、「どうして、そう受け取ったんだろうね？」とか、「そう感じるのには、何か意味があるはずだよね」などと、それを手がかりに心の謎解きへと誘う。

「これまでも、そんなふうに感じて、反応してしまったことはなかった？」といった質問を投げかけながら、最近の出来事を振り返っていく。すると、大抵は、他にも同じ反応を繰り返していることがわかってくる。

治療などで実際に使われるのは、記録用紙や記録カードを渡して、それに厭なことやトラブルがあれば、その状況を記録してもらう方法だ。認知療法と呼ばれるもので、上の表のように、「きっかけになった出来事」「あなたは、それをどう受け止めたか」

らう。

「あなたは、それにどう反応したか（感情および行動）」「後で冷静になったとき、考えたこと（他に考えられる対処の方法）」「その後、どうなったか」といった項目について、記入してもらう。

この方法の優れた点はいくつもあるが、その一つは、トラブルや不快な出来事がすべて教材として活用できるということである。これは、まさに逆転の発想である。トラブルをただダメなことで終わらせるのではなく、そこにも意味があり、問題を発見し、解決する手がかりとして役立てるということは、魔法の錬金術のような効果をもつ。厭なことが起きても、記録カードに書くことができた、と得したような気分になることさえある。それは、物事を第三者的な視点で見ることにつながる。

実施に際して気をつけることは、こちらにはパターンが見えていても、本人を飛び越して決めつけるような態度をとらないことである。本人が自然に、自分の偏りに気づけるように、さりげなく言葉や事実をなぞったり、新しい視点のヒントを投げかけながら本人の主体性を尊重したサポートを心がける。無理強いしないでも、いずれ同じような反応パターンを繰り返しているることに気づいていく。自分が過剰反応しやすい状況がどういうものであるか、自動的に湧き起こって自分を捉えてしまう思考パターンが、どういうものかを自覚し始める。

もう一つの優れた点は、書いた方が頭が整理されやすく、経験が蓄積されやすいということだ。というのも、境界性パーソナリティ障害の人は、瞬間瞬間に生きている傾向がある。その移ろいやすい傾向を、話し言葉は助長してしまう。精神分析のような一人語りは無論のこと、対話による精神療法でも、その拡散しやすい傾向をコントロールするのはなかなか難しい。自由に話していると、感情に押し流されて、方向感を失いやすいのだ。

その点、紙に書くという行為は、統合機能の脆弱さを補ってくれる。一定の形式に従って書くことにより、構造化し、迷うことなく肝心な問題に取り組みやすくなる。早い人なら、二週間ばかり書いてもらうと、自分のパターンに気づき始める。

ある程度、自分を振り返る力がある人では、対話による方法でも可能である。ただ、混乱している時期には、書いた方がスムーズに行くことが多い。

最初の頃は、記録の仕方も稚拙《ちせつ》で、自分の感情を言葉にできないこともあるが、積み重ねていくうちに、的確に記録できるようになるだけでなく、自分の感情やその動因がよく見えてくるようになる。記録したものを読みながら話をし、どういう受け止め方が不適応反応につながったかをたどっていく。少し時間をおいて眺めることで、第三者的な目を養うことができる。

100点か0点かではなく、50点を

二十代半ばのある女性は、努力して医療事務の資格を取得するが、実際に働いてみると、知

らないことだらけで勝手が違うことが多く、一カ月と保《も》たずに辞めてしまった。医療事務の資格をとれば、仕事が安定してできると思っていただけにショックが大きく、悲観的に考えることが増えた。抗うつ薬を飲んで落ち着いたものの、薬を飲んでいる病人の自分が許せず、自傷したり、夫に当たり散らした。ときには睡眠薬を大量に服用して自殺企図し、緊急入院したこともあった。その後は少し元気になり、仕事を試みるのだが、最初は「すごくいい仕事です」と順調に始めるのに、小さな失敗やうまくいかないことが出てくるにつれ、「向いてない」「自分には無理だ」と思い始め、辞めてしまう。そんな自分に絶望的な気持ちになって、自殺企図することもあった。

記録をつけてもらい、自分の反応パターンを振り返る中で、女性は完璧主義で、少しでもダメなことがあると、全部がダメに思ってしまう全か無かの認知を自覚するようになった。100点を目指さずに、50点で満足するようにと心がけるとともに、落ち込むことは減った。自ら背伸びしていたことに気づき、もう少し負担の軽い仕事をするようになるとともに、安定していった。

境界性パーソナリティ障害の人では、事実と解釈が区別されず、一緒くたにしてしまうのも、よく見られる認知のワナである。推測したことが、いつのまにか事実のようにみなされて、自分の思い込みに動揺し、そこから過剰な反応を起こしてしまう。それが、さまざまな苦しみやトラブルの要因ともなる。

多くのケースで取り扱われるのは、矛盾に対する許容力の乏しさ、二分法的な認知、過度な一般化、見捨てられることへの過敏さ、根拠のない自己否定や罪責感、ネガティブな認知、自分の問題と周囲の問題のすり替え、事実と解釈を混同すること、自分の基準を相手にも期待してしまうこと、変化やチャレンジを避けていること、努力は厭なのに理想にこだわってしまうことなどである。

記録を見ながら、他に受け止め方はなかっただろうかとか、他に対処法はなかっただろうかと問い掛け、考えを語り合う。こういう方法もあるよという提案を行い、それについてまた話し合うということを積み重ねながら、より適応的な受け止め方、反応の仕方を学んでいく。実際の治療、訓練では、ロールプレイを併用することもある。

境界性パーソナリティ障害の治療は、学習の面をもつ。不適応的なパターンを修正し、適応的なパターンを学習し直すことなのである。

出来事の記録をつけ続けているうちに、落ち込むときのパターンや、怒りが爆発したり、自傷したりするときのパターンも見えてくる。それが自覚されると、行動や感情のコントロールが目に見えて改善していくことも多い。

囚われを解除するテクニック

悪いパターンを突き止めたら、今度はそれを解明し、修正する作業に取りかかる。「また厭なことを言われた」と思ってしまい、過剰反応する人の場合で考えよう。

反応パターン問題を認識しやすくするために、見つけ出した悪い反応パターンに、名前をつけるという技法がよく使われる。たとえば、この例であれば、「『また厭なことを言われた』病」というふうにネーミングを与えるのだ。それによって、本人も援助者も、問題意識を共有しやすくなる。ただし、このネーミングは、ユーモアを備えていてもいいが、本人を揶揄したり、傷つけるものにならないように配慮する必要がある。そのためにも、本人が十分冷静なときに、そういう呼び名を提案する必要がある。本人が傷つきやすくなっているときに、そんなことを言ったりすれば、それこそ「また厭なことをされた」と思って、取り組みを拒否してしまうことになる。

ネーミング以上に大事な作業は、悪い反応パターンの背後にある気持ちや考えを語ってもらい、さらにその根底にある、偏っている思考を解明することである。その作業の中で、その人の思い込みの中核的な部分が、次第に浮かび上がってくる。中核信念と呼ばれるものだ。たとえば、「また厭なことを言われる」という思いの根底には、「誰も自分を愛してくれない」とか「人は隙あらば攻撃してくる敵である」といった不適切な確信があることが明らかになってくる。

そういうときは、その思い込みに対して、揺さぶりをかけていく。「本当に誰もあなたのことを愛してくれないのだろうか？」「人はみんな、あなたのことを、攻撃しようと隙をうかがっているのだろうか？」と問いかけ、本人を深く捉えている考えを言葉にして語ってもらうと同時に、本当にそうなのかを検討していく。すると、それが一面的な思い込みに過ぎないことが、徐々にわかっていく。

さらに、「子どもの頃、そんなふうに感じることはなかった？」と、過去へと遡って聞いてみる。すると、大抵、子どもの頃、親や家族や教師との間で、同じようなことがあったことが思い出されてくる。その思い込みが親や過去の重要な人物との関係から生じていることがわかるようになると、さらにその呪縛力は弱くなり、行動や考え方が自ずと変化していく。その変化に、しばしば驚かされる。

もちろん、その過程は一筋縄ではいかないことも多いのだが、ことあるごとに繰り返していく中で、その人を囚えていた思い込みの力が次第に弱くなって、それから解放されていく。

その間、一時的に親に対する反発や批判、自分に対する嫌悪や後悔といった感情が強まることがあるが、この段階は、より根本的な改善に必要なものであり、そうした反発や批判に対して狼狽して頭から否定したり、耳を塞いだりしないことだ。親や周囲の側にも、本人をわかってやれなかった非があったことを受け止め、だが、いつも変わらずに愛してきたのだということを伝えることである。そこで向き合うことができると、大きな展開が起こりやすい。

話を先に切られるのがイヤ

自殺企図とうつ状態、気分の起伏などの症状で入院していた若い男性患者は、その夜ナースに対して大声を上げるトラブルを起こした。そのときの状況は次のようなものだった。男性患者は、ナースコールを押して、イライラするので主治医に伝えてほしいと言った。ナースは「わかりました」と言って、ブツッと切った。その直後、男性患者はもう一度ナースコールをするなり、怒鳴り声を上げ、「まだ、話は終わってないのに、どうして切るんだ!」と罵倒したのだ。

そのことを振り返りながら、男性患者は、「話を先に切られるのが厭だった」と語った。そして、これまでも似たような状況で、いつも苛立ちを感じてきたことを思い出した。「突き放されたような、見捨てられたような気がする」と述べ、母親が自分を祖母のところに預けて、逃げるように出かけていったときのことを回想した。見捨てられ感を想起させる状況に対して、自分が過敏に反応することに改めて気づいたのである。

過去と現在を結びつける

この例からもわかるように、こうした取り組みを行っていると、過去のことが自然に出てくるものだ。そうしたことが繰り返されるうちに、ある時期から今現在の問題が、どうやら過去に起きた出来事に関係しているということを再認識し始める。

それまで過去について語るときは、恨みつらみや、怒りや不満ばかりを並べていたのが、もう少し冷静に、整理してみたいという気持ちをもつようになる。

親によって自分の気分が左右されやすいことや、自分の中にある親に対するこだわり、葛藤というものを自覚するようになる。これまでの取り組みで自分の行動や反応の背後に、親や家族との関わりの歴史がからんでいるのではないかと薄々感じ始めていた人では、パズルのピースがはまり合うように両者の問題がつながって感じられるのである。

これまでは、ただ訳もわからない衝動や怒り、罪悪感といった感情に踊らされて、翻弄されるばかりであったのが、自分の反応のパターンというものが見えてくるだけでなく、それがどうやら過去に自分が身に受けたことに一因があり、しかも、そのことが、今も親に対して抱いている屈折した思いと関係があるのではないかという漠然とした認識が生まれてくるのだ。これまで歩んできた道のりや、胸の中に抑え込んできた思いを、言葉にして表現し、きちんと整理したいという欲求が高まってくる。

こうして新たなステップとして、現在起きている問題を、過去に体験してきたことにつなぎ直し、再統合する作業の段階を迎えるのである。その中心となり鍵を握るのは、親子関係の問題であることが多い。境界性パーソナリティ障害の人は、必ずといっていいほど、親子関係でつまずいている。そこに大きな根っこがあるのだ。行動面や対人関係の問題も、実は親子関係の歪みから、いつのまにか身につけてしまった偏りであるということが多い。過去の関係に戻って自分を再点検することで、さらに根本的な変化が起こりやすくなる。

思い出す場面を語る中で、さらには、絵に描いたり、文章で自分史や小説を書いたりする中で、親子関係を中心とした過去の体験が、十分に語られることが必要である。断片が、次第につなぎ合わさり、自分の物語ができていく。最初は救いのない苦難の物語だということも多い。傷つけられたことばかりが噴出してきやすい。

しかし、そうしたマイナスの体験を表現し尽くすと、次第に逆転が起きてくる。つらかった体験ばかりでなく、プラスの体験も語られるようになるのだ。そうなってくると、ただ否定されていた過去は、現在につながる歴史として受け入れられるようになる。自分の人生に統合されていくのである。

そうした展開の中で、その人は自分の人生に新たな意味を見つけ出していく。転落と絶望の物語は、苦難と再生の物語へと変貌を遂げていく。

第八章 境界性パーソナリティ障害からの回復

境界性パーソナリティ障害は克服できる

境界性パーソナリティ障害は、自己を確立するための産みの苦しみが、難産になったようなものである。多くの点で恵まれていれば、比較的すんなりと自分へとたどり着くことができるが、傷を負っていたり、偏った癖を身につけていたりすると、産道を通過するのに手間取るのである。わずか二、三時間で生まれてくる子もいれば、二昼夜かかって生まれてくる子もいる。それと同様、境界性パーソナリティ障害の人では、そのプロセスに、多めの時間と苦労を要するのである。

痺《しび》れを切らして無理やり引っ張り出そうとしても、うまくいかない。お産と同様、手を出しすぎず、先を急がず、自然の流れをほんの少し助けてやるのがうまいやり方なのだ。もちろん、危ないと見たら、すかさず命を守る必要がある。

けれども、生まれることが自然なプロセスであるように、境界性パーソナリティ障害も、早晩落ち着き、回復を遂げることが自然な経過なのである。さまざまな困難を乗り越える必要があるが、それは親を卒業し、自己を確立するための必要な試練なのである。どんなにつらいことがあろうと、とにかく生き続けさえすれば、それは必ず克服され、本来の自分にたどり着いていく。

境界性パーソナリティ障害という病名も、まだ知られていない時代から、少なからざる人がそうした状態に陥り、大きな苦悩を味わってきた。もちろん、有効な治療法などなかったが、彼らは試行錯誤をしながら、その泥沼から、いつのまにか回復したのである。不幸にして、その途上で死へと追いつめられた人もいたが、見事に回復を遂げ、力強い後半生を歩んだ人も多い。

すべての治療がそうであるように、治療とは、所詮、自然の回復力をほんの少し手助けするに過ぎない。治療が治すのではなく、その人が治ろうとするのを助けることができるだけだ。回復は、治療など超えた、もっと偉大なプロセスである。境界性パーソナリティ障害の克服においても、その人自身の中から発する、「よくなって、本来の自分を取り戻したい」という回復の意志と力が、何よりも重要なのである。

本当によくなりたい、よくなって、本当の人生を歩みたい、とその人自身が心から思うようになったとき、回復のプロセスは、もう半分まで成し遂げられているといっても過言ではない。

ただ、多くのケースでは、その人自身がそう思うようになるまでに、多くの時間を要する。悪い状態のときには、ある意味、よくなりたくなどないのである。よくなっては困るのである。よくならないということによって、これまで味わってきた苦痛を表現し、わかってもらおうとしている面もあるのだから。そのことを、十分に周りが受け止めない限りは、意地でもよくなれないのだ。

だが、長いすったもんだの時を経て、やがて自分の傷に囚われていた思いが、かさぶたのように剝がれ落ちる瞬間がやって来る。それは三年先かもしれないし、十年先かもしれないが、必ずやってくる。早く回復できれば、それに越したことはないが、長い時間かかったから、悪いというわけでもない。長い時間をかけて回復した人は、それだけの大きな試練を乗り越えることによって、深い魅力と不思議な力を手に入れているように思う。

出発点は、一旦ご破算にすること

境界性パーソナリティ障害から回復した人の経過を見ると、状況がどんどん悪化していき、どん底の状態になったとき、本人も周囲も、何もかも諦めて、これまで頑張ってきたことも、一旦すべてを投げ出してしまってご破算にするという時期を経ている。

逆に、この時期までたどり着かないと、なかなか回復へと向かわない。周囲がまだ昔の期待を捨てきれずに未練をもっていたり、本人も過去の栄光を忘れることができず、それに比べて自分はすっかりダメになったと思っていたりすると、いつまでも低空飛行が続き、ネガティブな考えや恨みがましい考えに囚われ続けることになる。

その意味で、どん底を極めるということは、生まれ変わりを容易にするともいえる。そこまで行かなければ、なかなか本人も周囲も、今までの路線に見切りをつけることに納得も踏ん切りもつけられないのである。

これまでのことを一旦ご破算にすることで、何がどう変わるかといえば、本人が自分の人生を取り戻す余地が生まれるのである。結局、人生は本人のものであり、本人の意志と覚悟が生まれなければ、本当には何事も始まらない。親や周囲の人間が手を出しすぎたり、周囲の思惑でやらせたりすることは、かえって回り道をさせることになるのである。

ヘルマン・ヘッセの回復

第五章で述べたヘルマン・ヘッセの場合は、どうやって慢性的なうつ症状や自殺願望を乗り越えていったのだろうか。彼の人生は、まさに、うつとの戦いであったが、多くのことを教えてくれる。

神学校ばかりか、苦労して入ったギムナジウムも辞めてしまったため、大学進学の夢は絶たれることとなった。父親は書店員の仕事を見つけてきて、近くの町に行かせるが、ほっとしたのも束の間、わずか三日後には、ヘッセが行方不明になったという急報がもたらされる。気もそぞろな両親を尻目に、ヘッセは親戚の家に転がり込んでいた。父親も、この頃から、わが子に期待をかけることを諦めたようだ。

落伍者となった十六歳のヘッセは、実家で暮らすことになるが、失敗したかつての神童に、周囲の目は冷ややかだった。ヘッセは自分の殻にこもり、庭仕事をするか読書をするかして日々を過ごす。家には、医者だった祖父が遺した古い蔵書があったのだ。そこでヘッセは、生まれて初めて、誰にも強制されずに得た楽しみを味わうようになる。ヘッセは作家になりたいと言い出し、一人暮らしをするための金銭的援助を父親に求めるが、父親は、当然のことながら拒否した。父親だけでなく、家族の誰もが、そんなヘッセと反目し合うようになる。そのままでは、再び悪い状態がぶり返していただろう。

そんな緊張状態を改善する糸口となったのは、これまでとは、まったく毛色の違う仕事に就くことであった。ヘッセは、塔の時計を製作する工場で、見習い職人として働き出したのである。

この路線の変更は、驚くべき効果をもたらした。ヘッセは、職人、技術者としてのこの仕事が気に入り、規則正しく仕事に出掛け、金属にヤスリをかけたり、ボルトを締めたりする仕事に精を出した。一日働いて帰ってくると、夜は詩を書いたり、手紙を書いたり、読書をして過ごしたりした。あれほど不安定だったヘッセは落ち着きを取り戻し、日々の生活に喜びを感じるようになった。

しかし、同時に、気持ちに余裕が生まれるにつれて、ヘッセはこれからの人生をどう生きていくのかということを、再び考えるようになる。工場での仕事は気に入っていたし、親切にしてくれる親方にも恩義を感じていた。だが同時に、一生、この仕事をするつもりがないことも明らかだった。ヘッセには、今や大きな夢と目標があった。いずれは、作家として身を立てること。しかし、それが容易なことでないこともわかっていた。ときには、逃避的で、非現実的な考えに囚われることもあった。ブラジルに渡って農夫になろうかとか、インドに渡ろうかと英語を習い始めたこともあった。

だが、最終的に、ヘッセは現実的な手段を選択する。もう一度書店員として働きながら、チャンスを探るという道である。大学町として有名なテュービンゲンで書店員の職を見つけると、彼は社会人としての一歩を踏み出す。仕事はハードで時間も長く、疲れ果てることが多かったが、今度は三日で投げ出すようなことはなかった。工場での仕事の経験が、彼の忍耐力を強めていたし、何よりも今度は、彼自身の決断と意志によって選んだ道だったからだ。テュービンゲンでの下積みの中で、彼は創作を続けるとともに、出版のチャンスにもめぐり合うのである。

ヘッセに回復をもたらしたものは、何だったろうか。規則正しい生活や仕事が、精神の安定にとって重要なファクターとなるということも教えてくれているだろう。実際、境界性パーソナリティ障害の改善において、治療云々より、まず重要なのは、生活の枠組みをしっかり整えることである。入院や施設での生活によって改善するのは、この部分にかなりを負っている。

また、作業療法や適度な仕事に取り組むことで、集中力や根気が増すとともに、情緒の面でも安定するということは、しばしば経験する。行動のコントロールと情動のコントロールは、互いにつながっているのである。どちらも結局は、前頭葉の機能の問題でもあり、よい刺激や適度な負荷をかけて鍛えることは、行動面でも情緒の面でも、安定化に役立つ。

しかし、それにも増して決定的だったのは、両親が望んだことではなく、自分自身が望むことを明確にし、それに向かって歩み始めたことだろう。そのためには、これまで不安定になって自殺をちらつかせることも、学業をドロップアウトすることも、ある意味、必要だったといえるのである。さもなければ、両親はヘッセにかけた期待を諦められなかっただろうし、ヘッセ自身も、両親の期待に応えたいという思いから自由になって、自分の道を歩み出すことはできなかっただろう。

常識で考えるのを止める

境界性パーソナリティ障害からの回復を妨げる要因として、周囲の人やときには本人自身も、狭い固定観念や常識的価値観、体面といったものに縛られて、自由に動くことを阻まれている状況が少なくない。そのことがよけいに、常識や親の価値観に背く行為へと駆り立てさせている。というのも、境界性パーソナリティ障害は、自己を確立する過程の障害という側面をもち、親から与えられた自分を一旦否定することは、回復のために必要な過程だからだ。その過程を押しとどめ、無理やり親の価値に従わせようとすると、ますます拒絶反応は強まり、思いつめた行動に走り、苦しみを長引かせてしまう。

本人自身が、自分を縛っている場合もある。親を愛し、親に認めてもらいたいがゆえに、親が望むことを否定し、捨て去ることができないということも多いのだ。逆らいきれずに、親の意に従うことを続けている場合もある。そうしたケースでは、次第に生きることが苦役に変わり、必死に努力しているつもりでも、だんだんとやる気を失い、成果も上がらなくなり、虚しさや徒労感に襲われるようになり、すべてを投げ出したくなっていく。

境界性パーソナリティ障害の人の行動は、常識的な価値を覆すものとして現れるが、それは、その人を縛ってきたものに対する命がけの異議申し立てであり、その支配から自由になろうとする決死の試みなのである。囚われた者が、逃げ出しようのない鎖を断ち切るために、自分の腕を切り落とす行為に等しいのである。それでもなお縛り続けようとすれば、自らの命を絶つことによって、究極的な脱出をはかるしかなくなるだろう。

この恐ろしい状況に終止符を打つ最善の策は、これまで押しつけてきた常識や価値観で、本人を縛ることを止め、本人が選んだものこそを祝福することである。本人自身も、自分が選びとったものでない価値観に縛られることを止め、遠慮などせずに、自分の生き方をすることである。親の期待に沿えないことに罪悪感を覚えることを止め、自分が幸せになることに徹することである。結局、自分の幸せのために生きることが、長い目で見れば、親を悲しませることを免れる道なのである。

小さな成功体験から変化が始まる

境界性パーソナリティ障害から回復する過程において、自信を取り戻すことが不可欠である。自信を打ち砕かれ、最初はトライすることにも臆病になっている。傷ついた自己愛を、周囲の人がどうにか支えている段階がまずあって、それがしばらく続く。傷ついた気持ちが徐々に癒やされるとともに、少しずつ外に踏み出す勇気が湧いてくる。それでも以前の失敗体験が尾を引いて、なかなか一歩が踏み出せないことも多い。たとえ小さなことでも、自分が受け入れられ、認めてもらえる体験をすると、少しずつ自信が蘇ってくる。それに力を得て、またチャレンジしようという勇気が湧いてくる。回復のプロセスは、最初のうちほどゆっくりしたものである。周囲はもう少しできそうなのにと、もどかしい思いをすることもあるが、そこで急がないことがコツである。

新しいチャレンジを一旦始めたからといって、是が非でも続けなければならないと思ってはいけない。三日坊主で止めればいいと割り切って、気楽に始めた方がよい。自分に合わなかったり、負担が重すぎたりするようなら、我慢してダメージを蒙るより、まだ余力を残したところで早めに見切りをつけた方がよい。その方が、もっと頑張れたのにという気持ちになって、次につながりやすい。

回復を妨げる気持ちに向かい合う

境界性パーソナリティ障害からの回復を妨げるのは、最初のうち、親や家族の無理解であることも多いが、時が経つにつれて、その人自身の心の抵抗であることが少なくない。

境界性パーソナリティ障害が長引くにつれ、徐々に仕事や社会での活躍の機会からも遠ざかり、身の回りのことや育児も、周囲の人に頼りがちになる。悪い状態から回復することは、これまで免れ、肩代わりしてもらったことを、自分でしなければならないことを意味する。よくなると、負担が増えるのである。

実際、境界性パーソナリティ障害の人は、だんだんよくなってきたかと思うと、また後退するということを繰り返すことが多い。よくなると、周囲も以前ほどかばってくれなくなる。その結果、疲れが溜まって、回復しようとする気持ちにも響く。そうしたことが何度か繰り返される中で、次第に自力をつけ、回復していく人もいる一方、チャレンジすることも止めてしまい、低空飛行の状態がいつまでも続く人もいる。こうした場合、心のどこかで、もうしんどいことはしたくないという思いが強まっている。しんどいことをするくらいなら、今のままでいいと、周囲に依存した状態を続けてしまう。周囲も、何か言うと、もっと悪化しかねないので、黙って我慢するしかなくなっている。

こうした状況に陥ると、なかなか変化を生み出しづらいが、何かのきっかけで、本人自身がこの状況を変えようと決意すると、見違えるように積極的な人生を取り戻していくこともある。きっかけとしては、新しい目標や楽しみが生まれること、自己有用感を取り戻す体験、受容される体験、支え手が亡くなるといった危機感が高まる状況などが挙げられる。

どん底の体験が逆転のきっかけになる

境界性パーソナリティ障害の回復において、しばしば見られるのは、人生最大のピンチが逆転のきっかけになるということである。悪い状態の上に、もっとひどいことが起きて、どうなるのかと周囲が危ぶんでいると、本人が今まで見せなかったような、強い一面を発揮するのである。それは、どん底まで落ち、開き直ったときに、その人の中に本来備わっていた力が遠慮をするのを止めて、本領を発揮するかのようだ。

それまで自分の心を縛っていた鎖は、周囲の人や本人自身の思い込みが作り上げていた部分が多分にあるのだ。瀬戸際まで追いつめられて、必死になったときに、その人の中にあった、生きたいという願望が、その思い込みを打ち破ったのである。

乳ガンを乗り越えて

境界性パーソナリティ障害の治療を受けていた女性が、乳ガンになった。自殺企図を繰り返すなど不安定なときもあったが、ようやく安定しかかっていた矢先のことだったので、また精神的な病状が悪化するのではないかと、本人も周囲も不安に思った。病名を告知された当初は、ショックが大きく、「なぜ、私ばっかりこんな目に遭うんだろう」と悲観的になることもあったが、意外にしっかりしたところを見せ、早期発見で乳房も失わずに治療できることを、むしろ前向きに考えようとしていた。それから一年以上に及ぶ治療期間も、安定して過ごし、最後までやり遂げた。治療中から、これまでの自分を振り返って、「以前の自分は、贅沢だったと思う。体も健康で、夫も愛してくれていたのに、不満なことばかりに目がいって、死のうとしたりした。今は、夫のためにも生きたいと思う」と語り、別人のような人間的成長が見られた。乳ガンの治療を境に症状は軽くなり、薬の量もぐっと減らせるようになった。

頭で考えるより、体と手を動かす

回復の土台として大切なのは、頭でっかちにならず、体の方を規則正しく動かして、生活のリズムを整えることである。境界性パーソナリティ障害の人は、本来勤勉な人も多いのだが、状態が悪いときには、不規則な生活に陥っているのが普通だ。うつ状態や不眠、アルコール依存などの影響により、ますます朝が起きられなくなり、無気力な生活を助長しやすい。そうした状態に周囲も苛立ち、ネガティブな反応をすることで、本人もまた落ち込みや苛立ちを感じ、悪循環を生む。

回復に向かって、本来備わった治癒力が働くためにも、生活のリズムを整えることが重要だ。入院生活や施設での共同生活のメリットは、そうした点にもある。一定のリズムで寝起きする生活を一カ月も続ければ、大抵の人は元気になるものだ。境界性パーソナリティ障害の人では、かなりひどいうつ状態で入院しても、通常一週間もすれば、元気すぎるほどになって、体をもてあまし始める。もちろん、それで問題が片づいたわけではなく、慣れてくるに従って別の問題が出てきたり、枠組みの緩い環境に戻ると、また元の悪い状態に戻ったりするのだが、いざとなれば、それくらいの底力が眠っているということを示している。

本気で今の状態を克服しようと思うならば、まずは生活を整える必要がある。勤勉だった頃の習慣を取り戻さねばならない。毎日の日課を決めて、見えるところに貼り、それを一つひとつ実行していく。いきなりすべてできるようになる必要はない。実行できたことが、少しずつ増えていけばいいのだ。どれだけ実行したかを記録していくとよい。

日課は、体を動かすことをできるだけとり入れる。仕事や学業は、生活のリズムを支えてくれる枠組みとなってくれるので、状態が許すならば、できるだけ大切にしたい。

仕事をしていない場合は、掃除や洗濯などの家事がリハビリとして有用である。料理ができる人は、少しずつ料理にも取り組むとよい。料理は、複数のことを並行して臨機応変に進め、分量や味、栄養、費用といったことを総合的に考えながら行う、極めて優れた作業療法である。正解はなく、100点とはなかなかいかないが、0点もない。妥協しながら、また、家族の反応を気にしながら行うので、ほどよく葛藤も生じ、訓練として適している。生き物の世話や園芸も、同じだといえる。育児も、負担になることもあるが、やり方次第ではその人を健康にし、成長させてくれる絶好の機会である。

すべてにいえることだが、うまくいくポイントは、完璧にやろうとしないことである。育児の場合は、負担がかかりすぎないように家族の助けを借りたり、保育園などを併用して、余裕をもって関わることが大事だ。

将来、仕事にチャレンジしたいが、まだ自信がないという場合は、デイケアや職業訓練施設の利用を検討してみてもいいだろう。デイケアは、作業能力の訓練だけでなく、対人関係のトレーニングになるので、とても有用である。最近は、職業訓練のプログラムが充実しており、自分に合った仕事についての相談に、専門のカウンセラーが乗ってくれる窓口を設けているハローワークが増えている。

このタイプの人にとって、交友は、大きな支えとなるが、またトラブルや悩みの種にもなりやすい。できるだけあっさりとした、距離をおいた関係を維持するようにした方が、よい面が出やすい。

交友と庭仕事を大切にしたヘッセ

ヘッセは、学業中断という挫折をはね除け、書店員の仕事を足がかりに、徐々に安定を取り戻していく。作家として次第に成功を収め、当時としては、非常に稀だった職業作家として身を立てるまでに至る。

ヘッセを精神的に支え、また彼を成功へと導く上で助けとなったのは、友人や知人たちとの交流である。ヘッセは手紙魔といえるほど、どの知り合いにもマメに手紙を書き、率直に自分の心のうちを語った。その飾らない誠実さが、多くの人に共感され、さまざまな援助を受けることになった。ヘッセは交友を大切にした。親子関係や後の結婚生活でも、幸福とはいえなかったヘッセだが、交友関係には、とても恵まれていた。ほどよい距離を置いた、濃くなりすぎないつき合いが、ヘッセに心の解放を与えてくれたのである。

作家という職業は、経済的にそれほど安定したものではなかった。本がよく売れた年には収入が増えたが、新作が出るまで、その金で食いつながねばならなかった。新作が期待はずれに終わると、経済的にも厳しい状況に陥った。そうした生活の不安定さは、ヘッセの精神状態にも当然影響した。

それに加えて、最初はヘッセの安定に寄与するかに思えた結婚生活も、次第に足を引っ張るものとなった。妻のマリーアはほぼ十歳年上で、母親的な存在であったが、マリーア自身が次第に身体的にも、精神的にも健康とはいえない面を見せ始める。結婚して四カ月後には早くも療養が必要になり、その後も度々、療養生活を繰り返す。子どもも生まれると、さまざまな負担がヘッセにのしかかる。ヘッセは家庭生活の雑事に追われながら、その中で作品を書き続けた。

そうしたときに、ヘッセが自分の安定のために行ったのは、庭仕事に精を出すことだった。まだ十代の頃に不安定な状態に陥ったとき、そこから彼を救い出すのに役立ったことを、彼は終生忘れなかった。

書くことと対話することの効能

境界性パーソナリティ障害の改善において、文章を書いたり、やりとりしたりすることは、重要な役割を果たす。文章を書くことは、前頭前野の機能を高める上で優れた方法である。継続的にそうした作業を積み重ねていくうちに、感情や行動のコントロールがよくなっていく。メールやチャットでのやりとりも、特定の信頼できる人との間で程よい距離を保って用いられれば、大きな支えとなる。

ヘッセにとって手紙を書くことは、悩みや不満を吐き出し、気持ちを整理するだけでなく、直面する困難に対する対処法を練り、自分が求めていることを明らかにしていく上でも非常に重要な意味をもった。まさに「自分自身に到達する手段」となったのである。ヘッセにとって、それは作家としての修業にもなった。彼は過敏な神経が受ける外界からのさまざまなストレスを、表現するということによって乗り越えようとしたのである。

ヘッセは自分が味わったさまざまな不愉快な体験を、手紙や日記の中に描写した。その状況だけでなく、心の内面も描いたのである。そうした作業は出来事を客観視し、不愉快さをやわらげるだけでなく、自分というものを見つめるのにも大いに役立ったと思われる。

どんなトラブルも、成長のための恰好の燃料とする認知療法と同様、日々のトラブルや不愉快な出来事は、ヘッセにとって手紙に書くネタの供給元となった。後には、試練の体験と苦悩は、彼が小説を書くための材料と原動力となった。そうなってしまえば、物事の見方は正反対になる。面倒事にもまた、メリットがあるということだ。それは、二分法的な認知に陥ることを防ぐことにつながる。

気持ちをコントロールする

情動のコントロール不全は、この障害の基本症状の一つであり、情動をコントロールする力を高めることは、この障害の克服につながる。

情動のコントロール不全には、すでに述べたように二つの側面がある。一つは気分が変動しやすいことであり、もう一つは傷つきやすいことである。いずれも程度が強い場合は、薬物療法である程度症状を緩和することが望ましいので、精神科医に相談することをお勧めする。気分の波を整える薬としては、バルプロ酸ナトリウム（商品名デパケン）、炭酸リチウム（商品名リーマス）、カルバマゼピン（商品名テグレトール）などが使われる。うつ状態が強い場合は、SSRIなどの抗うつ薬が用いられる。傷つきやすい傾向を緩和する目的では、定型および非定型精神病薬を少量用いることが多い。上手に使えば、大いに安定に寄与する。

比較的軽度の場合は、生活習慣を整え、安心できる環境で過ごすことにより、改善が期待できる。規則正しい作業や日課に取り組み、程よい運動をすることもプラスになる。次々新しい人に出会ったり、人間関係が濃厚になることは、どうしても情動が強い刺激を受けやすいので極力避け、淡泊で単純な生活を心がけるとよい。

親子関係が十分落ち着いていない場合、親と会いすぎることが不安定要因になることがある。手紙や電話などで、ほどよく距離を置いたつき合いに留め、ごくたまに顔を合わせる程度にした方がよい場合もある。逆に親にべったり依存している場合には、徐々に自分だけで過ごす時間を増やしていくことが安定につながる。

フラッシュバックはどう扱うのか

境界性パーソナリティ障害は、心的外傷を受けたケースが少なくない。重症例ほど、そうしたケースが多い。心的外傷後ストレス障害（ＰＴＳＤ）を抱え、虐待や性的暴力を受けた場面がフラッシュバックし、その度に混乱状態になるというケースもある。

そうした場合には、ＰＴＳＤによる情動不安定をコントロールすることが重要な課題になる。安心する環境、支持的精神療法、認知行動療法、薬物療法などにより、十分に安定化した上で、過去の不快な出来事に向かい合う治療を行うことが有効である。どんなに厭な出来事もきちんと話し、適切な対処を学ぶことによって、過去のこととして乗り越えることができる。向き合わずに心の中に押し込めている方が、長期的に見て害が大きい。正面から向かい合って、何度も語り続け、再体験することによって、もはや怖がるべきものではなくなっていく。

しかし、中には回復に手間取るケースもある。しばらく安定しているように見えても、何かの拍子に解離症状や自傷行為がぶり返すことも多い。そうかといって、まったく生活ができないわけではない。こうした問題を抱えて、仕事を続けている人も少なくない。一過性にひどく悪い状態に見えても、また元の状態に戻るのも、こうしたケースの特徴である。

したがって、あまり病気として扱いすぎないことも重要だろう。むしろ、健康的な能力や自信を奪うことの方が危険である。長い時間をかけて克服していくものであり、本人なりのバランスを壊さないことも大事だろう。

パニックをコントロールする方法

こうしたパニックに対する有効な対処法として、グラウンディング・テクニックがある。これは、他の種類のパニックにも効果がある便利な方法である。

パニック状態のとき、その人の意識は狭窄《きょうさく》し、外的な感覚ではなく、内的な感覚に意識が集中した状態になってしまう。すると、増大する不安と恐怖にばかり注意が集まる結果、さらに不安と恐怖が増大するという悪循環に陥る。それを止めるために、グラウンディング・テクニックでは、外の世界の感覚に意識を意図的に向かわせようとする。グラウンディングとは接地という意味だが、地面にしっかりと足を踏ん張り、壁や手すりや椅子の背もたれといった固い物にしっかりと触れ、ゆっくり腹式呼吸しながら外にある物を見て、外的感覚に集中することで、内的体験に圧倒されることを防ぐのである。

最初は家族などに耳元で指示してもらい、常に話しかけてもらって外界に意識を向かわせるようにすることで、初心者でもやりやすくなる。慣れてくると、自分一人でできるようになる。

もう一つ簡単にできる有効な方法として、ブレス・トレーニングがある。ゆっくりと腹式呼吸をしながら、息を吐き出すことにだけ注意を向ける。「リラックス」と唱えながら、ゆっくり繰り返す。簡単な方法だが、恐怖のコントロールにも非常に有効である。

自分を統合する

境界性パーソナリティ障害の回復において大きな山場というべき段階は、これまでの人生を振り返り、自分の身に何が起き、それにどういう意味があったのかを一つの物語として統合することである。それは、自分が苦しんできた行きづまりをもたらしたプロセスを解き明かすだけでなく、自分をめぐる家族の歴史全体を理解する作業でもある。それは、これまでの人生を語ることや書く作業を通して、徐々に成し遂げられる。再統合する作業が進むとともに、抱えてきた傷や呪縛から次第に自由になり、自分の主体性とコントロールを取り戻していく。

より根本的な改善には、この部分を扱い、克服することが不可欠である。ことに、深刻なケースほど、そのことが求められる。しかし、現実の治療では、この部分に本格的に踏み込むのを避けることも多い。この段階を本格的に始めるには、ある程度、行動や感情、生活面で安定し、危険な行動化をコントロールできるようになっている必要がある。過去に向かい合う作業は、パンドラの筐を開けるようなもので、過去の体験が深刻であるほど一時的に不安定になり、自傷や自殺企図を誘発する危険もある。特に外来レベルで治療を行う場合には、リスクや時間的な制約のために、この先の領域に踏み入ることには慎重にならざるを得ないというのが現実であろう。

だが、それらのケースは、結局、銃弾を摘出しないまま、保存的に治療を行ったようなもので、火種を抱えたままになっている。わだかまりが残ったままで、それを誤魔化して、どうにかバランスをとっているのである。

多くの人は、それを他のさまざまな方法で紛らわしたり、克服しようと試みる。精神医学的治療だけが、克服の方法ではない。宗教、社会奉仕、職業的献身、芸術的自己表現などによって、それを成し遂げる人も少なくない。だが、どういう方法であれ、回復の過程で起きることは、自分の人生に意味を取り戻し、再統合を成し遂げることである。

ヘッセが初期に描いた『車輪の下』などの青春小説は、まさにヘッセ自身の体験が濃厚に反映されたものであった。しばしば日記が、そのまま小説の描写に使われることもあった。主人公の苦悩は、ヘッセ自身の苦悩であった。彼の小説は、昇華された自分史でもあったといえるだろう。作品が書かれる度に、彼の中にあったコンプレックスやわだかまりは、徐々に解消されていったのである。

よい自分、悪い自分、そして本来の自分

境界性パーソナリティ障害の核となる病理を克服する過程は、分裂した自分を統合することである。それは、優れて弁証法的な過程でもあるが、それは単なる二分法的な認知を克服するということに留まらず、自己の確立そのものに関わる問題である。

思春期を迎えるまでは、親から与えられたものをそのまま鵜呑みにして、自分を形成する。それが自分だと素朴に思っている。それは親の価値観に支配された「よい自分」である。

ところが、思春期頃から自己意識が育ってくるにつれて、今まで自分だと思っていたものが、実は、親から押しつけられたお仕着せにすぎないことに気づく。ことに、親から与えられた

「よい子の自分」が外の世界で通用しない状況にぶつかると、このお仕着せが次第に腹立たしいものに思えてくる。そうなってくると、それを脱ぎ捨て、否定し、まったく正反対の自分を纏《まと》おうとする。それが、「悪い子の自分」である。親のアラ探しをして恨みつらみを言い、困らせることをし、育てられたことに感謝をするどころか、どうして自分なんか産んだのだ、生まれてこなければよかったと、これまでの人生をすべて否定するのである。

そこで起きていることは、親に与えられた「よい子の自分」を一旦、すべて葬り去り、自分の手で自分を作り直そうとする試みなのである。他人の手垢《てあか》のついた自分など自分ではないと思い、できるものなら、ことごとく破壊し尽くしたいと思う。作り手である親に対して、屈折した思いがあればあるほど、許可もなく押しつけられた自分というものが嫌悪され、許せないものに思える。この時期、親に対する嫌悪と自分自身に対する嫌悪が同居するのは、こうした心理状況が反映されている。

しかし、その一方で、境界性パーソナリティ障害の人では、「悪い子の自分」になりきることもできない。「よい子の自分」が、まだ支配力をもっているのだ。その結果起きることは、「悪い子の自分」として振る舞いながら、そうすることに罪悪感や後ろめたさ、自己嫌悪を感じてしまう。「よい子の自分」と「悪い子の自分」が統合されることなく、バランス悪く併存している。そのため、二分法的で極端に揺れ、不安定になる。これが、境界性パーソナリティ障害の状態だといえる。

では、そこからの回復とは、どういう過程なのかといえば、「よい子の自分」と「悪い子の自分」のどちらか一方が正しいのではなく、どちらともが大切な自分なのだということを受け止められるようになり、その両方の自分を統合することなのである。それによって、「本来の自分」にたどり着くことができるのである。

したがって、回復過程において起きることは、ずっと否定し続けてきた親や、かつての「よい子の自分」を再評価することである。それと同時に「悪い子の自分」に対して、冷静な見方をするようになり、距離をとり始める。「悪い子の自分」をもう一度否定するのである。だが、それで「よい子の自分」にすっかり戻っていく訳ではない。「よい子の自分」を受け入れ、同時に、「悪い子の自分」も通過した、新たな自分がそこに生まれるのである。それは、「本来の自分」だといえるだろう。

もちろん、こうした過程は、一回限りで終わりというわけではなく、何度か繰り返されることによって成し遂げられるのであるが、そのもっとも重要な段階は、比較的短い時間経過の中で、劇的に起きることも珍しくない。まるで錬金術が目の前で行われるように、あれほど激しく対立していたものが一つに統合され、新たな姿をとるようになる。そうなると、今までの不安定な状態が消えるだけでなく、別の人格になったかと思えるような成長が見られる。

過去の自分が死ぬとき

自傷を繰り返し、薬物にも手を染めていた女性は、両親に対して強く反発し、面会も拒否していた。彼女の口から語られるのは、両親に対する不信感と憎しみばかりであった。

だが、自殺企図して保護室に収容された頃から、様子が変わり始める。両親のもとで平和に暮らした頃の自分を回想し、あの頃の自分は親に認めてもらおうと必死に頑張っていたこと、成績もよくて、親がよく自慢していたことを思い出し、あの頃の自分に戻れたらと思うこともあるが、戻れないと語った。それまで理想化して語っていた年上の彼氏に関して、本当は裏切られたり、利用されたりしたことを打ち明け、今でも未練はあるが、この人しかいないと思い込もうとしていたような気がすると心境の変化を語った。

だが、彼氏との思い出を捨てることはできない、そうするくらいなら、今のまま死んだ方がましだと言い、揺れ動きが見られたのである。そんなある日、彼女は、自分が死んだ夢を見たと言った。筆者は、「死んだのは、つっぱって、悪を演じていた自分ではないか」と聞いた。彼女は、しばらく考えてから、「そうかもしれない」と答えた。

それから間もなく、彼女は両親の面会を受け入れ、両親にこれまでのことを謝罪した。だが同時に、以前のように両親の言うことに服従するのではなく、自分の考えをはっきり言うようになった。そのため両者は対立することもあったが、結局、それは本来の信頼関係を築くのに役立ったのである。

怒りが感謝に変わる

境界性パーソナリティ障害の人が回復に向かい始めたとき、共通して見られる兆候がいくつかある。その一つは、刺激的なことよりも日々の日常的なことを大切にし、瞬間的な楽しさよりも持続的な喜びを与えてもらえるものに、多くの関心とエネルギーを注ぐようになることである。大きな夢や人があっと驚くようなことを成し遂げなければ、自分はつまらない存在だと思い込んでいた人が、地味なことに対して、地道な努力を続けるようになる。成果の華々しさよりも、その努力自体を楽しむようになる。

そして、もう一つ、回復の兆候として共通して見られるのは、その人を囚えていた激しい怒りが薄らぎ、心が穏やかになるとともに、これまで自分を支えてきてくれた人たち、自分がここまで生きてこられたことへの感謝の思いが兆してくることである。生まれてこなければよかったという思いに囚われ、自分を産み育てた親に怒りと憎しみをぶつけていた人も、自分に生を与えてくれたこと、そして、この世に今こうして存在することの奇跡に深い畏敬の念を覚え、素直に感謝の気持ちを口にするようになる。

本物のアイデンティティを獲得する

最終的には、本人が認め、周囲からも認められたアイデンティティを獲得し、本人の能力や状況に見合った自立を成し遂げ、自己否定感を克服することで、自分が生きることを受け入れられるようになる。職業的アイデンティティや家族的アイデンティティは、本人を支える上での重要なものとなる。

それとともに、自分が精神的な危機や精神的な外傷を克服したということそのものが、強力なアイデンティティとなることも少なくない。

これまで、生きることを妨げてきた重荷が、今や、その人自身に生きる意味と価値を与えてくれるものとなる。すべての苦しみが、力に変わっていくことによって、まさに逆転をなし遂げるのである。

おわりに

境界性パーソナリティ障害は、自己を確立するための産みの苦しみである。それは、病というよりも、一人の人間が、これまで背負ってきたものを一旦清算し、大人として生まれ変わり、再生するための試練でもある。

境界性パーソナリティ障害は、危機の時代を乗り越えさえすれば、必ず回復するものだ。止まない嵐はなく、春の来ない冬はない。

しかし、その最中にあるときは一寸先さえ見えず、いつ終わるともしれない不安定な日々の連続に、すべてを投げ出してしまいたくなるときもある。この障害に陥った本人自身はいうまでもなく、支え続けている人々も、気力が尽きそうになることもあるだろう。

でも、そんなときは、結果を急ぎすぎているのだ。そんな焦りが、かえって苦しみを生んでしまう。現状を心の中で否定しているのかもしれないし、それではかえって、出口は遠ざかってしまう。

今ある姿を、ありのままに受け止めてあげよう。それが見苦しい姿であろうと、それこそが、生きようと必死にもがいている姿なのだ。本来のその子になろうとしてもがいているのである。初めてその子を抱いたときのことを思い出してみよう。今もう一度、しばらくの間、あのときと同じように、献身の時間が必要なのだ。三時間ごとにミルクを飲ませ、おむつを替えて世話をしたときのように、すべてをその子に注いであげよう。

しかし、同時に、その子は今、親が与えたものを打ち消して、新たに自分を打ち立てようとしている。親が今まで通りのその子を求めようとするならば、その子は親を愛するがゆえに、これからなろうとする自分と、親が求める自分との間で、身を引き裂かれるような苦痛を味わうことになる。今こそ、親が縛りを解いて、その手を放し、その子の意志に委ねるときである。その子を信じて、その子の歩みを邪魔しないように、そっと下がったところから見守る必要があるのだ。

その子の主体性の尊重と、ひたむきに愛情を注ぐという、二つの課題を同時に行っていかなければならない。それは簡単なことではなく、専門家でも完璧にできるわけではない。誰もが苦労しながら、試行錯誤の中で自分なりの関わり方を見つけていく。

そして、関わり方が何となく摑めてきたと思う頃には、その過程はもう終わりに近づいていることだろう。

この苦しい気の休まらないひとときは、かけがえのないほど密度の濃い時間となる。親子の絆を確かめ直し、足りなかったものを取り戻すチャンスを神様がもう一度与えてくれたのだと思える日が、必ずや来ることだろう。

そのときは、きっと笑顔で、苦しかった日々のことを語り合えるはずだ。そんな日が、遠からず来ることをお祈りして、筆をおきたいと思う。

二〇〇九年四月

岡田尊司

参考文献

『米国精神医学会治療ガイドラインコンペンディアム』佐藤光源、樋口輝彦、井上新平監訳・二〇〇六・医学書院／『DSM-Ⅳ-TR　精神疾患の診断・統計マニュアル』高橋三郎、大野裕、染矢俊幸訳・二〇〇二・医学書院／『DSM-Ⅳ-TR　精神疾患の分類と診断の手引　新訂版』高橋三郎、大野裕、染矢俊幸訳・二〇〇三・医学書院／『境界性パーソナリティ障害の弁証法的行動療法　DBTによるBPDの治療』マーシャ・M・リネハン　大野裕監訳・二〇〇七・誠信書房／『弁証法的行動療法実践マニュアル　境界性パーソナリティ障害への新しいアプローチ』マーシャ・M・リネハン　小野和哉監訳・二〇〇七・金剛出版／『自傷行為治療ガイド』B・W・ウォルシュ　松本俊彦、山口亜希子、小林桜児訳・二〇〇七・金剛出版／『青年期境界例の治療』J・F・マスターソン　成田善弘、笠原嘉訳・一九七九・金剛出版／『自己愛と境界例　発達理論に基づく総合的アプローチ』J・F・マスターソン　富山幸佑、尾崎新訳・一九九〇・星和書店／『自己愛障害の臨床　見捨てられと自己疎外』カトリン・アスパー　老松克博訳・二〇〇一・創元社／『境界パーソナリティ障害　その臨床病理と治療』J・G・ガンダーソン　松本雅彦、石坂好樹、金吉晴訳・一九八八・岩崎学術出版社／『中森明菜　哀しい性』木村恵子・一九九四・講談社／『PRATONIC SEX』飯島愛・二〇〇一・小学館文庫／『評伝　ヘルマン・ヘッセ　―危機の巡礼者』上、下　ラルフ・フリードマン　藤川芳朗訳・二〇〇四・草思社／『心的外傷と回復』ジュディス・L・ハーマン　中井久夫訳・一九九九・みすず書房／『パーソナリティ障害』岡田尊司・二〇〇四・PHP新書／『人格障害の時代』岡田尊司・二〇〇四・平凡社新書／『パーソナリティ障害がわかる本』岡田尊司・二〇〇六・法研

"Major Theories of Personality Disorder" John F. Clarkin, Mark F. Lenzenweger 編 (Guilford Press, 1996)

“Handbook of Diagnosis and Treatment of the DSM-IV Personality Disorders” Len Sperry (Brunner-Routledge, 1995)

“Borderline Conditions and Pathological Narcissism” Otto Kernberg (Jason Aronson Inc., 1975)

“Practical Management of Personality Disorder” W. John Livesley (The Guiford Press, 2003)

“Theories of Personality and Psychopathology 3rd edition” edited by Theodore Millon Holt (Rinehart and Winston, 1983)

幻冬舎新書 123

境界性パーソナリティ障害

二〇〇九年五月三十日 第一刷発行
二〇二三年八月二十五日 第二十四刷発行

著者 岡田尊司

発行人 見城徹
編集人 志儀保博
発行所 株式会社 幻冬舎
〒一五一-〇〇五一 東京都渋谷区千駄ヶ谷四-九-七
電話 〇三-五四一一-六二一一(編集)
〇三-五四一一-六二二二(営業)
公式HP https://www.gentosha.co.jp/
ブックデザイン 鈴木成一デザイン室
印刷・製本所 中央精版印刷株式会社

Printed in Japan ISBN978-4-344-98122-5 C0295
お-6-1